**치매 때문에
불안하지 않으면
좋겠습니다**

예방부터 돌봄까지 100세 시대 치매 수업

치매 때문에
불안하지 않으면
좋겠습니다

강현숙 지음

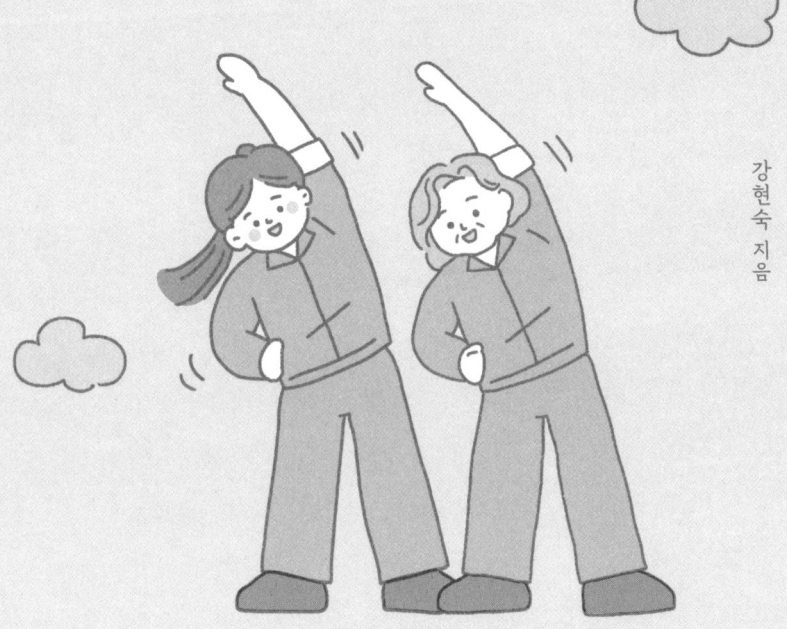

유노
라이프

일러두기
이 책에 나오는 치매에 관련된 용어는 국립중앙의료원 중앙치매센터, 국가 정신건강정보포털을 참고했습니다.

- 추천의 글 -

치매가 처음인 사람을 위한 친절한 안내

    2030년에 대한민국에서 태어난 세대는 남녀 모두 공히 세계에서 가장 오랜 기대 수명을 가지게 된다고 합니다. 우리에게 한 번도 겪어 보지 못한 '최장수 국가'라는 미래가 다가오고 있는 것이지요. 그 모습에서 우리는 당당히 같이 동행해야 하는 고령화 사회의 현주소를 직시해야만 합니다.
    고령화 사회에서 가장 주목할 것은 가히 '치매'가 아닐까 싶습니다. 우리나라는 앞으로 치매 100만 인구 시대를 앞두고 있으니까요. 이제는 현실을 보고 대비가 아닌 실천이 필요한 시점이 다가오고 있습니다.

앞으로 고령화된 인구의 가치, 그 가치를 해하는 '치매'와 어떻게 동행해야 하는지가 관건이 될 것입니다. 우리는 이 문제를 어떻게 해결해야 할까요?

우리나라는 2017년부터 '치매국가책임제'를 시행했습니다. 인구 고령화와 치매 인구 증가, 치매로 인한 사회적 비용 부담을 국가가 책임지겠다는 제도이지요. 그로써 전국 보건소에 치매안심센터가 확충되었습니다. 치매안심센터는 치매 예방, 인식 개선, 등록 관리 등의 사업을 하고 있습니다.

치매국가책임제도 중요하지만 치매는 전 국민, 우리 모두가 서로 책임을 나누어야 합니다. '치매국가책임제'보다는 '치매국민책임제'가 되어야 합니다. 그런데 안타깝게도 치매에 대한 우리의 생각은 서로 너무나 다른 것이 지금의 현실입니다.

시대적으로도 치매를 전쟁의 대상으로, 관리의 대상으로만 바라보던 때가 있었습니다. 치매를 향한 부정적 인식이 우리 사회를 더욱 어렵게 했지요. 치매안심센터의 전신인 치매지원센터를 세울 때만 해도 지역 주민들이 반대한 경우가 있었으니까요.

이 책에 이러한 말이 나옵니다.

치매에 대해 부정적인 편견을 가졌을수록 치매를 제대로 알려고 애를 쓸 필요가 있습니다. 그런 노력의 결과로 치매를 바르게 이해한다면 우리는 '치매 상식'을 갖춘 것이고 그러면서 천천히 치매에 대한 편견에서도 벗어날 수 있으리라 생각합니다.

이처럼 치매에 대한 이야기가 모두의 '상식'이 되는 시점에 우리는 치매국민책임제를 향해 한 걸음 더 나아갈 수 있을 것입니다. 그렇게 되어야만 고령화 사회, 치매 인구 100만인 시대에 우리는 더불어 살아갈 수 있을 테지요.

의학은 계속 발전하고 있지만, 치매의 원인과 증상 그리고 약물 치료 등등에 대해 명확하게 이해하기는 아직까지 어렵습니다. 그렇지만 뇌에 병이 생겨 안타까운 상태에 빠진 치매 환자를 존중하는 일은 가능할 것입니다.

그런데 우리는 치매 환자를 어떻게 생각하고 있나요? 기억이 안 나서 집을 찾아 달라는 어르신을 맞이하게 되었을 때 우리는 어떤 생각과 태도를 보일까요?

저자는 이에 대해서도 독자들이 쉽게 접근하도록 휴머니튜드 케어(Humanitude Care)등의 기법을 소개하고 있습니다.

우리가 치매 환자에 대해 다시 생각해 보아야 할 태도와 마음가짐을 따뜻한 언어로 적어 주었지요.

무엇보다 이 책에서 저의 마음을 가장 움직였던 문장이 있는데, 함께 공유하고 싶습니다.

어쩌면 어머니의 치매는 제 인생의 전환점이기도 했습니다. 아무리 발버둥을 쳐도 어머니의 치매가 낫지는 않았지만 내가 보이는 반응, 내 태도를 바꿈으로써 치매라는 시련에 대처할 수 있다는 사실을 온몸과 마음으로 깨우쳤기 때문입니다.

수많은 치매 환자를 치료하는 의사로서 언제나 환자나 가족들에게 꼭 하고 싶은 말이었지요. 이처럼 우리가 치매를 대하는 태도를 바꿈으로써 힘든 시기에도 치매와 동행하며 삶을 이어갈 수 있을 것입니다.

치매 노모를 모시며 누구보다 치매에 열심인 저자의 신실한 이야기는, 우리 모두에게 치매에 대한 생각을 달리할 계기를 마련해 줍니다.

이 책은 치매 이야기지만 너무 아프지 않고, 전문적 내용이지만 어렵지 않고, 힘든 이야기지만 내세우지 않습니다. 정말 알아야 할 내용을 간결하게 표현했지요. 이 책을 읽으며 우리는 치매에 대해 많은 것을 느끼고 배울 수 있으리라 생각합니다.

대한치매학회 명예 회장,
고려대학교 안암병원 신경과 교수
박건우

- 들어가는 글 -

치매 때문에 불안한가요?

　어느 모임에서 만난 친구가 요양 보호사 자격을 취득했다고 했습니다. 좀 더 구체적으로 말하면 그 친구는 60대 초반의 노인(?)으로, 80대 중후반 노부모를 돌보기 위한 준비라고 했습니다. 덧붙이길 우리나라에서 가족을 위해 요양 보호사 자격을 취득한 사람이 10만 명 정도 된다고 합니다. 그중 60~70대가 60퍼센트 이상을 차지한다면서 열을 올렸지요. 곧 65세 이상 노인 인구가 전체 인구 중 20퍼센트 이상을 차지하게 될 현실이 걱정된다면서요.

노인 돌봄, 노노 케어, 돌봄 대란, 돌봄 난민

요즘 50대, 60대들의 화두는 '노인 돌봄', '노노 케어', '돌봄 대란', '돌봄 난민' 같은 단어입니다. 이런 우려가 저에게도 현실이 되었습니다.

처음에는 어머니에게 치매가 왔다는 사실을 인정하기 힘들었습니다. 그뿐만 아니라 어머니를 돌보는 일이 마냥 낯설고 적응이 안 되었지요. 날마다 롤러코스터를 타듯이 시시각각으로 변하는 어머니의 모습에 대처하기란 정말 만만치 않은 일이었습니다.

보통 '돌보는 사람'을 '숨겨진 환자'라고 말하는데 왜 그런지 충분히 이해되고도 남았습니다. 거기다가 점점 꺼져가는 불씨처럼 자신을 조금씩 잃어가는 어머니를 지켜보는 일은 말로 표현할 수 없는 고통이었습니다.

한동안 슬픔은 물러날 기미를 보이지 않았고 존재의 무력함으로 인해 힘들었지만, 그렇다고 해서 모든 것이 끝나지 않았습니다. 위기의 순간이나 시련이 닥쳤다고 해서 삶이 끝나지 않는 것처럼요. 흔히 사람은 인생의 겨울을 거치며 마음이 더 단단해지고 삶의 태도가 감사로 바뀐다고 합니다. 저도 그랬습니다.

어쩌면 어머니의 치매는 제 인생의 전환점이기도 했습니다. 아무리 발버둥을 쳐도 어머니의 치매가 낫지는 않았지만 내가 보이는 반응, 내 태도를 바꿈으로써 치매라는 시련에 대처할 수 있다는 사실을 온몸과 마음으로 깨우쳤기 때문입니다.

그래서 다가올 미래가 아니라 주어진 오늘 하루에 충실했습니다. 이왕이면 기쁘고 즐겁게 어머니와 함께하는 시간을 보내려고 애를 썼습니다. 함께 노래도 하고 '가위, 바위, 보' 같은 놀이도 하면서요. 그러다 보니 하루 중 웃는 일이 점점 많아졌고 절로 "감사합니다"라는 말이 흘러나왔습니다. 그렇게 고통스러운 돌봄의 시간을 버텨낼 수 있었습니다. 지금도 여전히 진행 중이지만 돌이켜보니 처음 어머니를 돌보던 그 시간이 치매 가족에게는 꼭 필요한 시간이었던 것 같습니다.

어머니가 치매인 줄 모르고 불평만 해댔던 날들

'아는 만큼 보인다'라는 말처럼 이제는 치매 상식이 절실히 필요한 시대가 되었습니다. 치매 환자가 빠르게 증가하는 우리 사회에서 치매 인식 개선은 필수입니다. 이해와 공감을 바탕으로 치매를 대하는 태도를 바꿔야 하지요. 저도 치매 상식이 많이 부족했던 시절이 있었습니다.

오래된 일이지만 복지관에서 심리상담을 하던 때였습니다. 한 어르신이 상담 시간을 빼먹기 일쑤였습니다. 기다리다가 전화를 드리면 "아차, 어떡해요? 저 지금 마트인데요?" 아니면 "어머나, 깜빡하고 복지관 셔틀버스 타고 지금 막 집에 왔는데…"라고 하셨지요.

상황이 이 지경인데도 저는 어르신에게 치매가 왔으리라는 생각을 전혀 못했고 그저 상담을 받기 싫어하는 일반적인 내담자의 저항으로만 생각했습니다. 어르신에게 치매 검사를 받도록 권유했어야 했는데, 어르신을 오해했으니 정말 어처구니없는 실수였지요.

최근에는 대학 후배로부터 이런 이야기를 들었어요. 이 후배는 어머니와 단둘이 살고 있는데 언제부터인가 어머니가 많이 변했답니다. 어머니가 자기 생각만 고집하고 딸의 의견이나 상황은 전혀 고려하지 않는다고, 만나면 늘 어머니에 대한 불평을 늘어놓았습니다.

그러던 중 후배의 어머니가 낙상사고를 당했습니다. 시설에 입소해야만 하는 상황이라서 입소 전에 여러 검사를 받았는데, 치매 진단이 나왔다고 합니다. 치매가 와서 어머니가 그런 모습을 보였다는 사실을 뒤늦게 알게 된 후배는 죄책감으로 많이 괴로워했습니다.

어느 분은 매달 만나는 친구들 모임에서 여느 때처럼 치매에 걸린 어머니와 생활하는 일상을 나누었답니다. 그런데 한 친구가 대뜸 "얘, 이제 치매 얘기는 좀 그만해"라고 했답니다. 그 친구가 어떤 뜻으로 그런 표현을 했는지는 모르지만, 그분은 너무 큰 상처를 받았다고 했지요.

사람들 대부분은 치매를 궁금해하지 않고, 듣고 싶어 하지도 않습니다. 우리는 어쩌면 치매에 대해 너무 많이 모르고 오해하고 있는 것은 아닐까요?

15분마다
치매 환자가 생긴다

예전과 달리 건강하게 오래 사는 사람들이 많아서인지 요즘은 '백두산(백 살까지 두 발로 산에 오르자)'이 목표라고 합니다. 친목 등산 모임 이름이 '백두산'인 경우도 많습니다. 이제 우리는 '호모 헌드레드(Homo Hundred)'라는 '100세 시대'를 살고 있지요. 그런데 오래 사는 일이 마냥 기분 좋은 일만은 아닙니다. 치매가 우리의 야무진 바람에 발목을 잡기 때문이지요. 치매에 걸려 오래 사는 일은 어느 누구라도 원하지 않을 것입니다. 그렇기에 누구도 치매를 걱정하다 못해 두려워하기까지 하는 시대가 되었습니다.

세계보건기구(WHO)가 2021년 9월에 발표한 보고서에 따르면, 알츠하이머나 뇌졸중 등 뇌 관련 질환으로 치매를 겪는 이들은 5,500만 명으로 추산됩니다. 세계보건기구는 치매 환자가 2030년에는 40퍼센트 증가한 7,800만 명에 달하고, 2050년에는 1억 3,900만 명까지 늘어난다고 예상했습니다. 이미 2016년에는 전 세계적으로는 4초마다 한 명씩, 미국에서는 67초마다 한 명씩, 우리나라에서는 15분마다 새로운 치매 환자가 생겨난다고 전했습니다.

저출산, 고령화가 심한 일본을 볼까요? 일본은 2025년이 되면 치매 인구가 730만 명에 이르고 경도인지장애(치매의 전 단계) 인구는 580만 명에 이른다고 합니다. 이 둘을 합치면 치매 환자는 총 1,300만 명으로 일본 국민 아홉 명 중 한 명에 달하는 수치이지요. 65세 이상 연령대에서는 세 명 중 한 명이 치매 환자 또는 경도인지장애로 분류됩니다.

일본과 비슷한 고령화 현상을 보이는 우리나라는 어떤가

요? 현재 65세 이상에서 열 명 중 한 명이 치매 환자입니다. 치매의 전 단계인 경도인지장애인 사람까지 포함하면 2022년을 기준으로 65세 이상에서 열 명 중 세 명 정도가 치매 또는 경도인지장애라고 할 수 있습니다.

특별히 한국은 2026년이 되면 전체 인구 중에서 65세 이상의 노인 인구가 차지하는 비율이 20.8퍼센트를 차지하는 초고령 사회가 될 전망인데, 이러한 속도는 전 세계에서 그 유례를 찾아볼 수 없을 정도로 빠릅니다.

상황이 이렇다 보니 지금 대한민국은 남녀노소 모두 치매를 두려워하는데, 어느 누구도 치매에서 자유로울 수 없습니다. 아무리 조심하고 또 조심해서 운전해도 교통사고가 날 수 있듯이, 열심히 치매 예방을 위해 힘쓴다 해도 치매로부터 완전히 벗어날 수는 없기 때문입니다.

치매를 걱정하는
진짜 이유

2020년 전성기 플랫폼에서 5060세대 1,160명을 대상으로 치매를 두려워하는 '가장 현실적인 이유'가 무엇인지를 묻는 설문 조사를 했습니다. 조사 결과를 보면 응답자의 88퍼센트가 치매에 걸릴까 봐 두렵다고 답했습니다.

그 이유는 치매를 걱정해야 하는 나이도 됐지만, 무엇보다도 '가족이나 주변 사람들에게 피해를 줄까 봐'라고 답한 사람들이 가장 많았습니다.

"주변에서 치매 환자를 보면 어떤 생각이 드나요?"라는 질문에는 이러한 순서로 응답했습니다.

1. 나도 저렇게 될까 봐 두렵다.
2. 사람도 못 알아보는 삶이 불쌍하다.
3. 안타까워서 돕고 싶다.
4. 길거리를 배회하고 다녀서 가만 놔두면 위험하다.
5. 거동도 불편하고 대소변도 못 가려 가족이나 다른 사람을 귀찮게 한다.
6. 고집이 세고 나에게 실수를 할 것 같아 가까이하기 싫다.
7. 화를 내고 폭력적이라 피한다.

결국, 치매를 두려워하는 이유는 '치매에 대한 부정적 인식'이 너무 강하기 때문임을 알 수 있습니다.

치매가 오면 기억력을 비롯한 인지 기능에 문제가 생기니까 다른 사람들에게 득이 안 되는 부수적인 문제들이 당연히 발생합니다. 하지만 이런 모습이 결코 치매 환자의 전부라고 할 수는 없습니다.

치매 환자와의 관계 속에서 절로 웃음이 지어지고 감동해서 눈물이 날 때도 얼마든지 있습니다. 상대방을 위하는 마음에 새롭게 힘을 얻기도 합니다. 이 점이 제가 치매 어머니를 모시면서 느끼고, 치매에 대한 인식 개선을 위해 이 책을 쓴 이유이기도 합니다.

치매, 어떻게 봐야 할까?

치매 인구가 급증해 '치매 사회'로의 진입을 앞둔 이 시점에서 생각해 봅시다.

'과연, 치매 환자를 어떤 시각에서 바라보아야 할까?'

이 문제는 그저 넘길 사안은 아닙니다. 왜냐하면 앞서 언급했듯 길어진 인생에서 치매는 더는 남의 문제가 아니라 누구에게나 닥칠 수 있는 나와 내 가족의 문제이기 때문입니다.

다시 말해, 치매를 바라보는 인식의 전환은 가장 시급하게 필요하고 또 중요합니다. 인식의 전환이 이루어질 때 비로소 우리나라는 치매 환자들이 배려를 받으며 살아갈 수 있는 '치매 친화 사회'로 나아갈 것입니다.

치매와 관련하여 그동안 몰랐던 것뿐만 아니라 잘못 알고 있었던 것을 바르게 알게 된다면 우리가 치매에 대해 생각했던 부정적 인식에서 벗어날 수 있을 것입니다. 그러면 설령 치매가 온다고 할지라도 자신의 인생이 끝난 것이 아님을 알기에, 그런대로 삶에 의미를 부여하며 기쁘게 살아갈 수 있습니다.

그래서 이 책에 치매를 어떻게 진단받고, 예방하고, 속도를 늦추기 위해 어떤 방법이 필요한지 함께 살펴보았습니다. 이 책을 읽은 우리 모두는 치매 때문에 불안하지 않고 걱정 없이 미래를 맞이했으면 좋겠습니다. 치매 상식, 정보를 익히면 치매에 대해 잘 몰라서 벌어지는 일이 많이 줄어들 테지요. 더불어 치매를 대하는 인식도 자연스럽게 개선되고요. 나아가 그렇게 향상된 인식은 치매 환자들에 대한 더욱 적극적인 이해와 공감을 불러일으켜 그들을 도우며 살아갈 수 있는 마중물이 되리라 확신합니다.

목차

추천의 글 치매가 처음인 사람을 위한 친절한 안내 ·········· 005
들어가는 글 치매 때문에 불안한가요? ·········· 010

1장
15분마다 치매 환자가 생겨난다

◆ **치매가 상식이 되는 시대** ·········· 029
편견 없이 치매를 봐야 하는 이유 | 확증편향과 치매 | 나는 치매를 어떻게 생각하고 있나?

◆ **99세까지 88하게 기억하세요** ·········· 038
치매 환자와 가족을 위한 각종 제도들 | 선별 검사를 꼭 받아야 하는 이유 | 젊은 치매, 초로기 치매 | 넘버 효과와 치매

◆ '치매 사회'에서 '치매 친화 사회'로 ················· **047**
치매 카페의 긍정적 효과 | 치매 환자에게 다가가는 법

◆ 내가 본 치매 환자의 모습이 전부는 아니에요 ·············· **054**
가끔은 깊은 대화도 가능하다 | 치매 환자가 하는 예쁜 말과 행동 | "제가 치매에요. 그래서 도움이 필요해요"

◆ 존경은 선택, 존중은 필수 ················· **061**
치매 환자를 존중해야 하는 이유 | '기능'이 아닌 '사랑'으로 바라보기 | 깨진 유리창 법칙과 치매

2장
치매, 어떻게 알아차릴 수 있을까?

◆ 진짜 치매와 가성 치매가 있어요 ················· **073**
노인성 우울증의 착각 | 세로토닌은 행복 물질 | 치매를 예방하는 숙면

◆ 같은 치매라도 종류에 따라 조금씩 달라요! ················· **083**
물을 '커피'라고 말하는 알츠하이머성 치매 환자 | 인지 기능 저하가 느린 혈관성 치매 | 파킨슨병은 꼭 치매를 동반하지는 않는다 | 전두측두엽 치매는 괴팍하다?

◆ 기억이라는 내비게이션을 확인하세요 ········· 092
어느 날, 갑자기 기억할 수 없다면? | 부호화, 저장, 인출로 형성되는 기억 | 해마 손상과 장기기억의 문제 | 사람은 얼마나 기억할 수 있을까? | 반복과 의미 부여로 기억 강화하기

◆ 기억에도 종류가 있을까요? ········· 102
서술기억: 기억을 말로 회상할 수 있는 기억 | 몸의 기억: 근육이 기억하는 기억 | 리듬기억: 음악과 함께 떠오르는 기억 | 프루스트 효과와 치매

3장
치매 예방을 위해 꼭 알아야 할 것들

◆ 치매임을 알려 주는 단서를 확인하세요 ········· 115
치매 판정 전에 확인할 수 있는 것 | 기초적인 것을 못하게 된다 | 우리 가족 중에 치매가? | 방관자 효과와 치매

◆ 치매가 생기면 이런 능력이 사라져요 ········· 125
언어 장애: "딸, 12시 눌러야지" | 지남력 장애: 아들을 남편으로 착각한다 | 시공간 능력 장애: 동네가 이국땅처럼 느껴진다 | 실행 능력 장애: 문을 어떻게 여는지 모른다 | 해석 수준 이론과 치매

◆ 치매 환자를 이해하는 방법 ··· 134
치매 환자가 공격적 행동을 보이는 이유는? | 편안한 환경이 아니면 불안해한다 | 감정을 알아주는 것이 먼저이다 | 부메랑 효과와 치매

◆ 치매 검사 어렵지 않아요 ·· 143
다양한 치매 선별검사 | 진단검사와 감별검사 | 치매 진단을 받고 해야 할 것 | 낙인효과와 치매 | 시선 때문에 더 아프다

◆ 치매 약이 주는 긍정적 효과들 ··· 153
치매 진행 속도를 많이 늦춘다 | 이상행동도 조절이 가능하다 | 플라시보 효과, 노시보 효과 | 치매도 결국 마음의 문제

4장
친밀한 소통은 치매 진행 속도를 늦춘다

◆ 치매 환자에게 주저 없이 다가가세요 ··································· 165
치매 환자도 친밀감을 나누고 싶어 한다 | 부드러운 마음에서 변화가 싹튼다

◆ 억누른 감정이 병이 되지 않도록 하세요 ···························· 172

감정을 억누를수록 거친 말과 행동이 나온다 | 치매 환자도 화해할 수 있다 | 각인효과와 치매 | 억누른 감정의 영향력

◆ 치매 환자와 친밀하게 소통하세요 ··········· **181**
치매 환자를 대하는 기술 | 비언어적 요소를 활용하기 | 치매여도 감정은 알아차릴 수 있다

◆ 눈을 맞추며 휴머니튜드 케어 하세요 ··········· **191**
'마음의 창'이라 불리는 눈 맞춤 | 인정하는 말의 힘 | 접촉하기와 서서 걷기 | 긍정적 스트로크와 휴머니튜드

5장
100세 시대, 모두를 위한 치매 상식

◆ 치매국가책임제를 아시나요? ··········· **203**
치매 인식 개선을 위한 정책 | 치매 종합 관리 대책은 진행 중 | 지역 사회 통합 돌봄 서비스의 장점 | 아직 시설이 턱없이 부족하다

◆ 이용 가능한 치매 관련 시설과 서비스 ··········· **212**

장기요양 보험 등급의 기준은? | 시설급여, 등급에 따라 받는 것 | 재가급여, 방문 서비스 등을 받는 것 | 공유자원을 제대로 사용하려면?

◆ **생활 지원사를 아시나요?** ········· **222**
혼자 사는 어르신들의 고충 | 생활 지원사가 보람을 느끼는 순간 | 행복의 파랑새는 가까이에 있다

◆ **치매 환자에게 존엄한 죽음이란?** ········· **231**
연명의료에 관한 자기 결정권 | 치매 예방만큼 꼭 필요한 죽음 교육 | 치매 가족이 느끼는 감정의 변화

◆ **치매 이후에도 삶은 계속됩니다** ········· **244**
몸에 밴 습관의 힘 | 치매 이후, 삶을 위한 교육 | 인생 후반전에도 인성 교육이 필요하다 | '치매 파트너'와 '치매 파트너 플러스' 교육

나가는 글 생각만 바꿔도 충분히 나아질 수 있다 ········· **257**

"85세 이상의 노인 중에서 둘 중 하나는 알츠하이머병에 걸립니다. 당신이 아니었으면 한다고요? 아니라면 당신은 치매 환자를 돌보는 보호자로 살고 있을 것입니다."

- 29쪽 중에서

1장

15분마다 치매 환자가 생겨난다

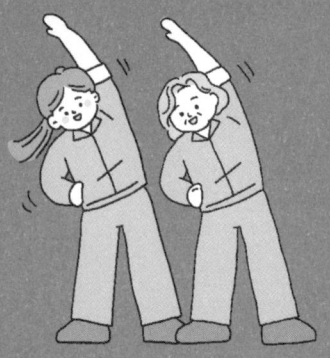

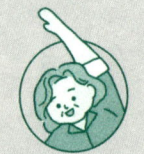

치매가
상식이 되는 시대

모두가 알다시피 급속한 고령화로 인해 전 세계의 치매 인구가 폭발적으로 증가하고 있습니다. 나이가 들수록 다른 질병들과 더불어 뇌에도 각종 질환이 발생할 여지가 커지니까 기대 수명이 길어지면 길어질수록 그만큼 치매에 걸릴 확률도 높아질 수밖에 없습니다.

세계적인 뇌과학자인 리사 제노바Lisa Genova는 TED 강연에서 이렇게 말했습니다.

"85세 이상의 노인 중에서 둘 중 하나는 알츠하이머병에 걸립니다. 당신이 아니었으면 한다고요? 아니라면 당신은 치매 환자를 돌보는 보호자로 살고 있을 것입니다."

전문가들은 2026년이 되면 우리나라도 치매 인구가 100만 명이 넘을 것으로 예측합니다. 치매 인구가 100만 명이라는 사실은 관련된 가족까지 더하여 생각할 때, 치매와 관련되지 않은 사람은 거의 없다는 말로 바꾸어 말할 수 있겠네요.

우리나라 중앙치매센터에서는 65세 이상의 치매 환자 수

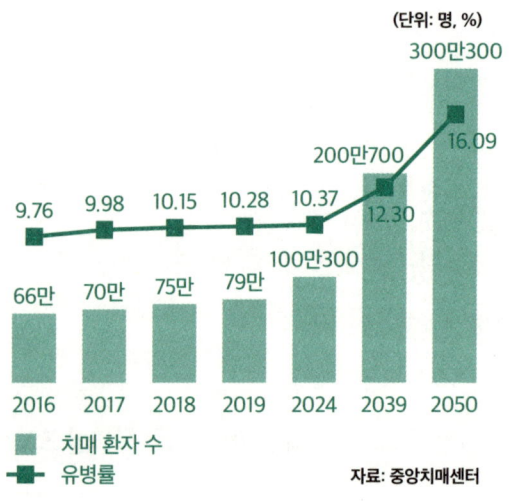

를 다음과 같이 예측했습니다. 2016년에는 66만 명이던 치매 환자가 2024년에는 100만 명으로 늘고, 2050년에는 300만 명이 넘는 사람들이 치매에 걸린다고요.

바야흐로 '치매 사회'에 돌입했지요. 하지만 우리 사회의 실상을 보면 치매를 제대로 알지 못해서 벌어지는 기막힌 일이 많습니다.

어떤 모임에서 노인복지관 관장까지 지낸 분을 만났어요. 그분과 대화를 나누다, "우리는 모두 죽음 준비 교육을 받아야 해요. 아무리 많이 배우고 또 인격이 고상하다고 해도 죽을 때가 되면 안 죽으려고 발버둥을 치지요. 그렇지 않으면 치매에 걸려서 소리 지르고 욕하며 이상한 행동하던가요"라는 말을 들었습니다. 그 순간 깜짝 놀랐습니다.

노인복지관에서 관장까지 지낸 분이면 많이 배우셨을 터이고 노인이나 치매에 관한 지식도 많을 텐데, 치매를 제대로 알지도 못할 뿐만 아니라 말하는 태도에서 아집과 편견이 고스란히 느껴졌습니다.

이런 일도 비일비재합니다. 대화 중에 상대방의 말이나 행동이 못마땅하면 그 사람을 비난하는 방법으로 "저 사람

치매 왔나 봐? 정신이 완전히 나가 버렸어?"라고 하는데, 이것이야말로 치매에 대한 편견을 단적으로 드러내 주는 표현입니다.

편견 없이 치매를 봐야 하는 이유

치매 인구가 계속 증가하는 치매 사회에서 치매를 바라보는 관점을 달리해야 할 때입니다. 마치 상식과 같이 치매도 생각해야 하지요.

'상식'이란 사전적으로 무슨 뜻일까요? 사전에 '일반적인 사람이 다 가지고 있거나 있어야 할 지식 또는 판단력'이라고 나와 있습니다. 저는 여기에 한 가지 덧붙이고 싶습니다. 상식이란 '매사를 편견 없이 있는 그대로 바라보는 것'이라고요. 바로 앞에서 언급한 사례의 관장님이야말로 치매에 대해 어느 정도는 알고 있었는지 모르지만, 편견에 사로잡혀서 판단이 제대로 안 되는 듯 보였습니다.

치매가 상식으로 자리 잡으려면 치매를 아는 것만이 아니라 치매를 바라보는 사람들의 부정적 인식, 잘못된 편견을 바꿀 필요가 있지요.

치매는 뇌에 발생한 여러 질환이 그 원인으로 작용하기에, 치매에 걸리면 기억이나 언어 또는 판단력 같은 인지 기능에 장애가 생깁니다. 그 결과 일상생활을 하는 데 상당한 지장이 초래됩니다.

사람들이 치매를 잘 알지 못해서인지는 몰라도 다른 질병과는 달리, 부정적 이미지가 뿌리 깊습니다. 그래서 지금도 여전히 '치매는 걸리면 인생이 끝나는 몹쓸 병'으로 규정해 버리지요. 어떤 사람들은 자신은 절대로 치매에 걸리지 않는다는 듯이 치매가 온 사람들은 벌받은 것처럼 여기기도 합니다.

이렇게 치매를 곱지 않은 시선으로 보면 치매 환자와 그 가족들이 너무 힘듭니다. 사회의 부정적 시선으로 인해 치매를 드러내면 다른 사람들과의 관계가 소원해질까 봐 치매를 감추려 듭니다. 자연스럽게 치매 환자는 사회 관계망이 축소되고 그 결과 정서적, 심리적으로 위축된 삶을 살아갈 수밖에 없지요.

이러한 상황을 개선하기 위해서는 무엇보다도 사람들의 인식이 개선되어야 합니다. 《알기 쉬운 치매의 이해》에 따르면, 영국에서는 치매 환자가 직접 나서서 '내겐 치매가 있지만, 삶도 있다(I have dementia, I also have a life)!'라는 캠페인을 시행했다고 합니다. 덧붙여 치매에 대한 인식이 개선되기 위해 사람들이 꼭 알아야 할 10가지를 다음과 같이 선정했다고 합니다. 우리에게도 꼭 필요한 조항이 아닐까 싶습니다.

1. 치매는 장애를 동반한 질병일 뿐이다.
2. 치매는 흔하다.
3. 치매는 노화의 필연적 결과가 아니다.
4. 사회적 환경이 중요하며 풍부한 관계와 상호작용이 삶의 질을 향상시킨다.
5. 치매는 곧 죽는 병이 아니기 때문에 치매 환자도 남은 인생이 있고 충분히 좋은 삶의 질을 누릴 수 있다.
6. 가족, 친구, 전문가가 환자의 삶의 질을 향상시키기 위해 할 수 있는 일이 많다.
7. 치매 환자도 지역 사회에 긍정적인 기여를 할 수 있다.
8. 누구나 치매를 앓을 수 있고, 누구나 다른 사람을 돌볼 수 있다.
9. 누구나 치매 환자와 가족을 지원하고 보호하는 역할을 할 수 있다.
10. 운동, 영양 등 건강을 지키는 방법으로 치매 위험을 줄일 수 있다.

확증편향과 치매

심리 이론 중에 '확증편향'이라는 것이 있습니다. 이것은 영국의 심리학자 피터 웨이슨Peter Wason이 처음으로 제시한 가설로 자기 생각이나 의견과 일치하는 정보는 받아들이지만 그렇지 않은 정보는 받아들이지 않는 것을 말합니다. 확증편향이 가진 문제는 거기에 빠진 사람일수록 자신을 객관적이고 이성적인 사람이라고 여긴다는 점입니다.

확증편향의 경향성을 우리는 주변에서 쉽게 찾아볼 수 있습니다. 예를 들어 'A형은 예민해'라고 생각하는 사람이 있다고 칩시다. 그는 상대방이 예민한 모습을 보이면, 역시 A형이라 예민하다고 말하게 됩니다. 그 모습이 어느 때는 단순히 생각을 넘어 신념으로까지 굳어진 듯한 인상을 받습니다. 그런데 어느 날 무딘해 보이는 사람이 자신의 혈액형이 A형이라고 한다면, 이 사람은 어떤 반응을 보일까요? 'A형은 예민하다'라는 자기 생각을 수정하려 들까요? 아마도 상대방의 말을 무시하거나 얼렁뚱땅 넘어가려고 할 것입니다. 그래서 확증편향을 '자신이 보고 싶은 모습만 보려고 하는 것'이라고 말하기도 합니다. 이참에 혈액형과 성격의 관계에 대해 말씀드리면, 심리학에서는 둘의 상관관계가 전혀 없다고 봅니다.

나는 치매를 어떻게 생각하고 있나?

우리 각자가 생각하는 치매에 대한 편견도 마찬가지로 확증편향의 경향을 띠지요. 그래서 자신이 가진 편견을 반박하는 사례를 보아도 도무지 자기 생각을 바꾸려 하지 않습니다. 예를 들어 치매 환자는 욕이나 하고 거칠게 행동하니까 집에서 돌볼 수 없다고 생각하는 사람은 그것과는 정반대의 모습을 보아도 그때뿐이지, 편견은 바뀌지 않습니다. 이런 현상을 보면 '인간은 원래부터 확증편향성을 타고났나?' 하는 생각도 듭니다.

따라서 우리가 상식 있는 성숙한 사람으로 살아가기 위해서는 '내 생각이 옳아', '내 신념, 내 판단이 최고야'라는 생각에서 벗어날 필요가 있습니다. 왜냐하면 실제로 내 생각이 꼭 옳지만은 않으니까요.

에이브러햄 링컨Abraham Lincoln은 자신의 정치적 경쟁자를 언급하면서 "나는 그 사람을 좋아하지 않는다. 그러기 때문에 그 사람에 대해 좀 더 많이 알 필요가 있다"라고 했다지요.

혹시 여러분도 치매 환자를 좋아하지 않기 때문에 치매를 부정적으로 보지는 않나요? 그렇다면 링컨이 한 말처럼 우리도 치매에 대해 부정적인 편견을 가졌을수록 치매를 제대로 알려고 애쓸 필요가 있습니다. 그런 노력의 결과로 치매를 바르게 이해한다면 우리는 '치매 상식'을 갖춘 것이고 그러면서 천천히 치매에 대한 편견에서도 벗어날 수 있으리라 생각합니다.

99세까지 88하게
기억하세요

다음의 숫자들은 치매와 관련하여 무엇을 의미할까요?

256개, 393만 명

17조 3,000억 원

1899 - 9988

901만 8,000명, 92만 4,870명, 204만 5,374명, 7만 명
(2022년 기준)

먼저 256개는 전국 시군구 보건소에 설치된 치매안심센터

치매안심센터 원스톱 서비스 예시

조기 검진	→	등록 관리	→	인식 개선
선별검진, 진단검진, 감별검진, 고위험군 집중검진		치매치료비 지원, 배회인식표 발급, 맞춤형 사례관리 제공		치매파트너 양성, 인식 개선 홍보 및 캠페인

의 숫자를 뜻합니다. 그리고 393만 명은 치매안심센터의 누적 이용자 수를 말합니다.

치매안심센터란 우리나라가 치매국가책임제를 발표한 이래 치매 예방, 치매 환자와 그 가족을 종합적으로 지원하기 위해 설치된 기관입니다. 이 말은 우리 모두에게 치매와 관련된 문제가 생겼을 때 가장 쉽게 접근하여 원 스톱(One Stop) 서비스로 일을 처리할 수 있는 곳이라는 뜻입니다.

저도 어머니가 치매로 의심되는 행동을 했을 때 가장 먼저 치매안심센터를 방문했습니다. 어머니는 접수 면접을 거쳐 치매 선별 검사를 받았습니다. 검사 점수가 높게 나오자, 치매안심센터와 연결된 협력 병원으로 의뢰되어 좀 더 정밀한 검사를 받을 수 있었습니다.

60세가 넘었다면 한 번씩 치매안심센터를 방문하여 무료로 검사를 받아보면 좋습니다. 또 선별검사 대상자는 치매 또는 경도인지장애로 진단받지 않은 모든 사람을 대상으로 하니 참고해 주세요.

그다음 17조 3,000억 원은 2020년 우리나라가 치매를 관리하기 위해 사용한 돈을 의미합니다. 그런데 우리나라 1년 예산은 2020년 기준 512조 원입니다. 우리나라 1년 예산과 비교해 보면 치매를 관리하기 위해 들어간 비용이 어마어마합니다. 우리가 치매를 남 일처럼 방관하면 안 되는 이유이기도 합니다.

치매 관리 비용 17조 3,000억 원을 1인당으로 환산하면 2,061만 원입니다. 치매 환자 가족의 연간 가구 소득을 따져 보아도 어마어마한 비용이라고 볼 수 있습니다.

치매 환자와 가족을 위한 각종 제도들

1899-9988은 보건복지부에서 운영하는 치매 상담 콜센터 번호입니다. 1899-9988은 '18세의 기억을 99세까지, 99세까

지 88 하게'라는 의미인데, 전국 어디서나 국번 없이 24시간 365일 연중무휴로 운영되는 상담 센터입니다.

1899-9988로 전화하여 1번을 누르면 치매와 관련된 각종 정보를 안내받을 수 있습니다. 이를테면 치매 예방을 위한 생활 방식, 치매가 의심될 때나 치매로 진단받고 난 뒤 도움을 얻을 수 있는 기관과 정부 지원 서비스에 대한 정보를 제공합니다.

2번을 누르면 치매 환자를 돌보는 일과 관련하여 포괄적인 상담을 받을 수 있습니다. 예를 들어 환자를 돌보면서 경험하는 어려운 상황에 대처하는 방법과 돌보는 이에 대한 정서적 지지, 스트레스를 잘 관리할 수 있도록 맞춤형 상담도 제공합니다.

따라서 집 주변에 치매안심센터가 있어도 막상 가지 못하고 머뭇거리거나 치매가 의심되는 이웃이나 그 가족이 있을 때는 이곳 전화번호를 기억했다가 알려 주면 치매와 관련하여 도움을 받을 수 있을 것입니다.

그다음 901만 8,000명은 65세 이상의 고령 인구수입니다. 92만 4,870명은 2022년 같은 해의 치매 환자 수입니다. 우리가 혼히 말하는 65세 이상 인구 열 명 중 한 명이 치매 환자라는 말은 고령 인구수와 치매 환자 수를 바탕으로 나온 것이지요. 열 명 중 한 명이 치매 환자이지만 65세 이상 70세 이하에서는 백 명 중 한 명이 치매 환자이고 80세가 넘으면 열 명 중 네 명, 즉 양쪽 부모님 네 명 중 한 명이 치매 환자라는 사실이 중요합니다.

선별 검사를
꼭 받아야 하는 이유

204만 5,374명은 치매 전 단계라고 할 수 있는 경도인지장애에 해당하는 사람 수입니다. 경도인지장애란 일반인과 비교하면 기억력이 많이 떨어지지만 그래도 일상생활과 사회생활이 가능한 상태를 말합니다. 다시 말해 경도인지장애는 기억력에만 문제가 있고 전반적인 인지 기능에서는 아직 정상 범위에 해당합니다. 그래서 여전히 일상생활이나 독립적인 생활이 가능합니다. 그럴지라도 전문가들은 경도인지장애를 잠재적인 치매 환자로 생각합니다.

그 이유는 경도인지장애 단계의 사람들을 장기적으로 추적하면 3분의 1은 치매로 진행되기 때문입니다. 3분의 1은 경도인지장애에 장기간 머무르고 3분의 1은 1, 2년 사이에 정상으로 회복된다고 합니다. 따라서 경도인지장애일 때 빨리 발견해야 더는 치매로 진행하지 않을 수 있는 것이지요. 그러기 위해서 1년에 한 번씩 치매안심센터에 가서 치매 검사를 받기 권합니다.

젊은 치매, 초로기 치매

마지막으로 7만 명은 초로기 치매 환자의 숫자입니다. 치매가 65세 이전에 발병하면 특별히 '초로기 치매'라고 합니다. 전체 치매 환자 중에서 10퍼센트 정도가 여기에 해당합니다. 특이한 점은 초로기 치매는 노인성 치매보다 그 진행 속도가 아주 빠르다는 사실입니다. 따라서 우리는 초로기 치매에도 주의를 기울여야 합니다.

요즘 같은 시대에 "나는 치매 안 걸려"라고 장담할 수 있는 사람이 어디 있을까요? 아무도 없을 테지요. 더욱이 치매는 완치가 되지 않을 뿐더러 점점 기억을 잃어감과 더불어 자기 자신이 조금씩 사라진다는 인식 때문인지 나이가 들수록 걸리고 싶지 않은 질병 1순위에 해당합니다.

상황이 이렇게 심각한데도 대다수 사람은 치매가 뭔지 알려는 시도조차 하지 않습니다. 막연히 걸리면 안 되는 나쁜 병으로만 생각하지요. 그러니 어느 날 갑자기 치매가 왔을 때, 아니면 가족이 치매에 걸렸을 때 당황하면서 위축된 채로 삶을 버겁게 살아갑니다.

넘버 효과와 치매

지금까지 치매를 설명하면서 숫자들을 먼저 나열하고 그 숫자에 관해 설명했는데, 어떠셨나요?

심리 이론 중에 '넘버 효과'라는 것이 있습니다. 이건 우리가 어떤 이야기를 할 때 숫자를 넣어서 언급하면 상대방에게 더욱 신뢰감을 줄 수 있다는 이론입니다.

이것을 보면 숫자가 단순히 계산할 때 사용하는 도구로만 쓰이지만은 않다는 점을 알 수 있지요. 숫자가 우리의 시선을 끄는 역할을 하는 경우는 정말 다양하고 많습니다. 이를테면 대화할 때 "우리 손자가 1등 했어", "국어, 영어, 수학 다 100점 받았대"라고 하면, 그저 "우리 손자 공부 잘해"라고 하는 말보다 사람들에게 신뢰뿐만 아니라 놀라움까지 안겨줍니다.

숫자를 제시함으로써 경각심을 갖게 할 때도 있습니다. 앞에서 치매를 관리하기 위해 들어가는 비용이 1년에 17조 3,000억 원이라고 했습니다. 우리나라 전체 예산인 558조 원과 대비해 보면 그 액수가 어느 정도인지 실감이 갈 것입니다. 참으로 막대한 돈이 치매 관리 비용으로 사용되고 있습니다. 치매의 조기 발견과 예방이 왜 중요한지 더 체감이 되리라 생각합니다.

'넘버 효과'와 관련하여 이런 실험도 있습니다. 워싱턴 대학교의 리처드 옐치R. F. Yalch는 직장인 126명을 두 그룹으로 나눠서 한쪽 그룹에는 '이 시스템을 도입하면 인건비가 크게 줄어든다'라는 숫자가 들어가지 않은 문장을 읽게 했습니다. 반면에 다른 그룹에는 '이 시스템을 도입하면 인건비를 5퍼센트에서 최대 45퍼센트까지 삭감할 수 있다'라는 숫자가 들어간 문장을 읽게 했습니다. 그러자 숫자를 넣은 문장의 설득 효과가 압도적으로 높았다고 합니다.

옐치의 분석에 따르면, 설득하는 문장에서 숫자가 있느냐 없느냐는 상대방이 그 메시지를 받아들이는 태도에 영향을 미친다고 합니다. 이 말은 숫자가 포함된 것만으로도 신뢰를 줄 수 있다는 뜻입니다. 예를 들어 '치매 환자를 진료하는 의사 10명 중 9명이 추천하는 최고의 치매 예방법 3가지'라는 말을 들으면 아무래도 신뢰가 더 가겠지요. 따라서 치매와 관련된 교육을 할 때도 그동안 쌓인 데이터들을 활용한다면 듣는 사람들도 더욱더 경각심을 갖고 치매 예방을 위해 애쓰리라 생각합니다.

'치매 사회'에서
'치매 친화 사회'로

치매에 대한 가장 큰 걱정은 가족의 고통 그리고 비용 부담의 증가일 것입니다. 어떻게 하면 쩔쩔매는 '치매 사회'에서 '치매 친화 사회'가 될 수 있을까요?

2006년 세계 최초로 초고령 사회에 진입한 일본은 이미 2012년부터 치매 환자에 대한 종합 정책인 '오렌지 플랜'을 시작했습니다. 2015년부터는 '신오렌지 플랜'이란 이름으로 치매 환자와 더불어 살아가는 치매 친화 사회가 되도록 꾸준히 정책을 추진하고 있습니다.

신오렌지 플랜은 치매 환자들을 요양 시설이나 집에 격리하여 돌보는 데서 그치지 않고 육체적 정신적 활동이 계속 이어지도록 하기 위한 프로그램입니다. 예를 들어 치매 환자가 일할 수 있도록 일자리를 마련해 줍니다. '치매 카페'라는 곳이 가장 대표적이지요. 치매 환자가 카페에서 서빙을 하면서 사람들과 교류하면 할수록 치매의 진행 속도를 늦추는 효과도 덤으로 주어진다고 합니다.

이외에도 치매의 진행 정도에 따라 치매 환자에게 전단지 접기나 배달 업무, 세차 등의 일감을 주는 일도 점진적으로 확대되고 있습니다. 치매 환자에게 종이접기나 그림 그리기 같은 인지 활동만을 하게 하는 우리나라의 상황과 비교하면 참으로 신선하고 또 파격적인 정책이고 또 사업이라 생각합니다.

또 치매 카페에서는 치매 환자나 그 가족이라면 누구나 방문해서 찻값만 내면 차도 마시고 또 대화도 나눌 수 있습니다. 이곳에서는 치매 환자를 돌보았던 경험이 있는 사람과 케어 매니저 등의 전문가를 만날 수 있어서 평소 궁금했던 점을 묻고 치매 환자 돌봄에 대한 정보를 얻을 수 있습니다. 또 치매 환자를 돌보는 이에게는 위로도 주지요.

치매 카페의 긍정적 효과

혹시 '허들링(Huddling)'이란 말을 들어보셨는지요? 알을 품은 황제펭귄들이 영하 50~60도의 혹독한 추위를 극복하기 위해 서로의 몸을 밀착시켜서 체온을 나누는 행위를 의미합니다. 놀랍게도 맨 바깥쪽에서 찬바람을 막고 있던 펭귄들의 체온이 떨어질 즈음에는 안쪽에 있는 펭귄들이 자리를 바꾼다고 합니다. 단순히 서로의 몸을 밀착시켜 체온을 올라가게만 하지 않고 안쪽에 있는 펭귄들은 맨 바깥쪽에서 찬바람을 막고 있는 펭귄들을 배려하여 자리를 바꿔 주기까지 하다니 참으로 놀랍지요.

그런데 여기에 비밀이 하나 있습니다. 바로 '체화된 인지'라는 심리 이론입니다. 흔히 날씨가 추워지면 따뜻한 음료를 찾게 되는데, 몸이 추울 때 따뜻한 차를 마시면 몸 온도도 올라가겠지만 동시에 우리의 마음마저 따뜻해진다고 합니다. 그 이유는 다음과 같습니다.

우리 뇌에는 온도에 관여하는 '섬엽'이라는 영역이 있습니다. 이곳에서는 뜨겁거나 차가운 것이 피부에 닿는 감각을 처리합니다. 그런데 심리적 온도가 올라갈 때도 물리적 온도가 올라갈 때처럼 섬엽이 똑같이 활성화된다고 합니다. 이 말은 몸이 추울 때 따뜻한 차를 마시면 몸 온도만 올라가지 않고 마음도 따뜻해진다는 사실입니다.

반대로 우리가 사랑이라는 감정을 느낄 때는 몸의 감각도 따뜻하게 느껴진다는 의미이지요. 그래서 날씨가 추워지면 사람들은 액션이나 스릴러보다 유독 로맨스 영화를 찾는다고 합니다. 실제로 넷플릭스의 데이터를 분석해 보니까 추운 날일수록 로맨스 영화의 다운로드 횟수가 증가했습니다.

미국 콜로라도대학교 로렌스 윌리엄스Laurence Williams 박사

뇌 속 섬엽의 위치

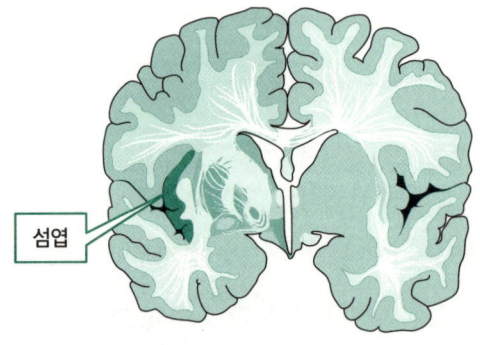

섬엽

는 사람들이 신체적으로 따뜻함을 경험하면 대인관계에서도 따뜻함이 발휘되는지 확인하기 위해 다음과 같은 실험을 진행했습니다.

실험 진행 요원들은 참가자들을 실험실로 안내하기 위해 함께 엘리베이터를 탔습니다. 그 안에서 커피가 담긴 컵을 좀 들어 달라고 부탁했습니다. 실험실로 들어온 참가자들은 커피를 들어 달라고 부탁했던 진행 요원의 인상을 평가해 달라는 요청을 받았습니다.

결과는 놀라웠습니다. 왜냐하면 엘리베이터에서 잠시나마 따뜻한 커피를 들어 주었던 실험 참가자들이 차가운 커피를 들어 주었던 실험 참가자들보다 진행 요원에 대해 더 너그럽고 친절한 사람이라고 평가한 것입니다.

이러한 현상을 심리학 용어로 '체화된 인지'라고 합니다. 그러니까 체화된 인지를 한마디로 말하면 따뜻한 커피를 마시거나 들고 있으면 그 따뜻한 온도가 마음에도 영향을 미친다는 말입니다. 차가운 커피를 마시거나 들고 있을 때보다 더욱 마음도 따뜻해져서 상대방에게도 더 열린 마음을 갖게 된다는 뜻이지요.

치매 환자에게
다가가는 법

우리는 체화된 인지라는 심리 이론에서 치매 환자에게 어떻게 자연스럽게 다가갈 수 있는지 그 방법을 배울 수 있습니다. 그러니까 치매 환자를 대할 때 곧바로 마음이 통하는 데까지 이를 수는 없어도 물리적 환경을 매개로 한다면 훨씬 쉽게 치매 환자의 마음에 가닿을 수 있을 것입니다.

이를테면 차가운 손으로 치매 환자의 손을 불쑥 잡기보다는 자신의 손을 비벼서 따뜻하게 만든 후에 손을 건네면 좋겠지요. 딱딱한 의자보다는 부드럽고 포근한 감촉의 의자를 권하는 것도 좋고요. 나아가 손을 한번 잡아 주거나 포옹을 하면서 등을 토닥여 준다면 치매 환자의 마음이 따뜻해져서 상대방에게 좀 더 호의적으로 대할 수 있을 것입니다.

치매 환자와 이야기나 놀이를 할 때도 경쟁심을 자극하지 않고 마음이 좀 더 따뜻해질 수 있도록 합니다. 텔레비전을 볼 때도 무섭고 부정적인 뉴스보다는 재미와 감동을 주는 프로그램을 선택하면 좋습니다.

이렇듯 가족을 비롯해 치매 환자 주변에 있는 이웃들의 배려와 도움이 가장 중요합니다. 왜냐하면 정부가 아무리 좋은 계획을 세우고 치매안심센터나 지역의 요양 보호 시설들이 노력하고 애를 써도 사회 구성원들의 자발적 도움이 없으면 이 모든 것이 말짱 도루묵이 될 수 있기 때문입니다.

부디 우리 사회가 점점 더 성숙한 방향으로 나아가서 치매 환자뿐만 아니라 서로를 존중하며 돕고 살아갈 수 있는 사회가 되면 좋겠습니다.

내가 본 치매 환자의 모습이 전부는 아니에요

우리는 어쩌다 경험한 사건 하나, 이를테면 치매 환자의 거친 말이나 이해할 수 없는 행동을 보고 그것이 치매 환자의 모든 것인 양 일반화를 시키는 경향이 있지요. 하지만 저의 경험이나 주변에서 치매 환자와 함께 살아가는 사람들의 말을 들어보면 다릅니다. 치매가 진행될수록 치매 환자 스스로 일상생활하기 어려우니까 돌보는 사람은 힘들 수 있습니다. 하지만 치매가 말기가 아닌 이상 우리는 여전히 사랑을 주고받으며 살아가야 합니다.

치매 환자를 돌보는 시간이 고통스럽기만 한 것도 아닙니다. 치매 환자를 대하며 마음이 따뜻해지거나 절로 웃음이 지어지는 순간도 많습니다.

저희 어머니는 평소에 "예쁘다"라는 말을 자주 하십니다. 한번은 어머니와 산책을 할 때였습니다. 지나다가 대여섯 살쯤 되어 보이는 여자아이와 마주쳤습니다. 순간 어머니가 활짝 미소를 지으며 아이에게 "와, 예쁘다"라고 하셨고 아이와 아이의 어머니는 무척 기분 좋은 표정을 지어 보였지요.

이처럼 별거 아닌 듯하지만 때때로 누군가에게 뜻밖의 기쁨을 안겨 주는 어머니를 보며 치매를 다시 생각해 보게 되었습니다.

가끔은 깊은 대화도 가능하다

치매 중기를 넘어선 어머니지만, 어느 날 너무 답답해서 "엄마, 요즘 아들과 매일 부딪쳐요. 취업 준비도 열심히 안 하고 그래서 너무 속상해요"라고 했지요. 그러자 어머니는 "너무 야단치지 마. 그냥 잘해 줘라. 애들은 야단친다고 바뀌지 않는다. 잘해 줘"라고 하셨어요. 그 순간 너무 깜짝 놀랐습니다. 물론 어머니가 평소에 하시던 말씀이 오래된 전화번호처럼 자연스럽게 튀어나왔다고 해도, 그 순간만큼은 치매 환자가 아닌 아주 지혜로운 할머니였습니다.

이런 감동적인 순간도 있었지요. 어머니는 침대에 누워 계시고 저는 침대 밑 방바닥에 얇은 토퍼를 깔고 누워 있었지요. 이런저런 생각을 하다가 "엄마, 딸이 요즘 너무 힘들어요. 딸을 위해 기도 좀 해 주세요"라고 했지요. 그런데 곧바로 어머니의 기도 소리가 들리는 거예요.

"하나님, 우리 딸…."

얼른 눈을 돌려 쳐다봤더니 어머니가 누운 상태에서 두 손을 모으고 기도하고 계셨어요. 그 모습을 보면서 한참을 울었습니다. 어머니의 말과 행동에 감동하기도 했지만, 치매 환자에게 부정적인 면만 있지는 않다는 사실을 깨닫게 된 순간이었습니다.

사람들은 치매가 오면 점점 시간이 흐를수록 이상한 사람으로 변해가는 양 안 좋게 생각하는 경향이 있습니다. 이런 편견은 치매를 '창피한 병'으로 만들어서 치매 환자에게 자유롭게 바깥출입을 못하게 하는 무언의 압력으로 작용합니다.

치매 환자가 하는
예쁜 말과 행동

'보이지 않는 고릴라(Invisible gorilla)'라는 심리 이론은 1999년 미국의 심리학자 대니얼 시먼스Daniel Simons와 크리스토퍼 차브리스Christopher Chabris가 했던 실험에 바탕을 두고 있습니다. 그들은 36명의 대학생 실험 참가자들에게 흰색 셔츠와 검은색 셔츠를 입고 농구 경기를 하는 1분가량 되는 영상을 보여 주었습니다. 그리고 흰색 셔츠를 입은 선수들이 서로 공을 몇 번 패스했는지 세어 보라고 했습니다.

참가자들은 흰색 셔츠를 입은 선수들에게만 집중해서 그런지, 영상을 본 뒤에 "혹시 고릴라를 보셨나요?"라는 질문에 "보지 못했다"라고 대답했습니다. 하지만 영상을 보면 분명 고릴라 분장을 한 사람이 무대 중앙으로 나와 가슴을 쾅쾅 치고는 사라졌습니다.

영상에서 분명히 나타났다가 사라진 고릴라를 보고도 전혀 알아채지 못했다니 참으로 놀랍지 않나요? 이렇듯 우리는 수많은 착각과 인지 오류 속에서 살아갑니다. 이런 현상을 말해 주는 심리 이론이 바로 '보이지 않는 고릴라'입니다.

저희 어머니 일화에서 보았듯이 치매 환자들의 행동을 가만히 들여다보면 감동적일 때가 참 많습니다. 예쁜 말이나 상대방의 기분을 좋게 해 주는 행동을 할 때가 많지요. 이를테면 욕구나 감정을 조절하는 뇌의 기능에 문제가 생겨서 자신의 욕구나 감정을 아무렇게나 폭발시키듯이, 예쁜 마음 역시 밖으로 고스란히 드러납니다.

하지만 사람들은 주어진 과제를 해결하느라 고릴라를 보지 못했던 실험 참가자들처럼, 치매에 대한 부정적 인식과 자신만의 편견에 사로잡혀서 치매 환자들의 아름다운 마음이 행동으로 드러나는 순간을 놓치기 쉽습니다.

30~40년을 함께 산 배우자로부터 칭찬의 소리를 얼마나 많이 들었는지 물어보면 대개 치매 환자의 감동적인 행동을 기억하지 못하는 것만큼이나 들어보지 못했다고 합니다. 이제부터는 치매 환자만이 아니라 나의 가까운 가족을 비롯해 주변에 있는 사람들에게 그들만의 아름다운 말과 행동을 찾아서 표현하면 좋겠습니다.

"제가 치매에요. 그래서 도움이 필요해요"

하지만 아직까지 치매에 대한 편견이 가득한 현실에서는

치매를 숨기는 경우가 많습니다. 국제 알츠하이머협회에서 2012년에 조사한 바에 따르면 응답자의 24퍼센트는 주변 사람들에게 자신이 치매 진단을 받았다는 사실을 알리지 않았다고 합니다. 그 이유로는 치매 때문에 자신의 가치가 평가 절하되길 원치 않고 또 치매로 자신이 차별받을 수 있다고 생각했기 때문이라고 합니다.

그럴 뿐만 아니라 40퍼센트는 자신의 치매 진단을 알리고 나서 지인이나 친구 또는 가족에게 수용되지 못하고 차별적으로 대우받았다고 느낀 경험이 있다고 응답했습니다. 24퍼센트는 다른 사람과 대화하거나 교류할 때 이해받지 못했고 14퍼센트는 다른 사람에게 두려움을 일으키는 대상이 되는 경험을 했다고 응답했지요.

치매 환자는 대화 중에 자신의 마음이나 생각을 표현하기도 쉽지 않을 뿐더러 상대방이 말하는 말뜻을 제대로 이해하지 못합니다. 더욱이 자신의 본능적인 욕구나 감정을 조절하는 뇌 기능에도 문제가 생기니까 욕구나 감정이 아무 데서나 분출되기도 합니다. 치매가 진행될수록 공격적인 말이나 행동, 상황에 맞지 않는 행동으로 함께한 사람들을 당황케 할 때도 있습니다.

예전에는 '공황장애' 그러면 쉬쉬하면서 잘 드러내지 못하던 시절이 있었지요. 하지만 요즘은 연예인들을 비롯해 많은 이들이 과거에 공황장애를 앓았거나 아니면 현재도 앓고 있다면서 자신의 질병을 자연스럽게 드러냅니다.

그처럼 치매 환자나 그 가족들도 자신 또는 가족이 치매임을 당당히 드러낼 수 있으면 좋겠습니다. 그래서 어디를 가든 이를테면 관공서, 기차역에서도 "제가 치매에요. 그래서 도움이 필요해요"라고 말하거나 아니면 치매임을 알려 주는 표식을 착용해서 자신이 치매임을 자연스럽게 드러낼 수 있으면 좋겠습니다.

그러면 이웃들도 여러모로 도움을 줄 수 있지 않을까요? 이를테면 치매 환자가 집 주변에서 배회하고 있을 때는 가족에게 알려 준다든지 하는 식으로요.

자기 자신이든 가족이든 치매임을 자연스럽게 드러내는 사람들이 많아지면 최소한 치매 초기에서 중기까지는 주변 사람들의 도움을 받을 수 있지 않을까 싶습니다. 그렇게 치매 환자 자신이 원하는 삶을 어느 정도는 살아갈 수 있는 날이 오기를 기대합니다.

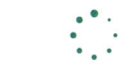

존경은 선택,
존중은 필수

많은 경우 우리는 존경받는 사람이 되고 싶어 합니다. 하지만 존경을 받으려고만 하지 상대방이 존경받을 만한 사람이 아니다 싶으면 쉽게 무시해 버리는 경향이 있습니다.

관계 속에서 존경이 선택 사항이라면 존중은 필수입니다. 즉 존경하고 존경받기에 앞서 서로를 존중해야 합니다. 존경이 '어떤 면에서 자신보다 나은 사람을 따르고 싶어 하거나 본받고 싶어 하는 것'이라면 존중은 '나와 다른 사람의 다른 점을 인정하는 것'이기 때문입니다.

존중이란 말뜻을 사전에서 찾아보면 '그 사람 자체를 높이고 중히 여기다'라고 나와 있습니다. 따라서 존중은 인간이라는 존재 그 자체의 존엄성에 기초한다고 볼 수 있습니다. 반면에 존경은 어떤 사람의 인격이나 업적 등 그 사람이 가진 조건을 인정해서 높이 섬긴다는 뜻입니다.

따라서 우리가 존경받는 사람이 되기는 어려울지 몰라도 그의 인격이나 업적에 상관없이 서로 존중하고 또 존중받아야 합니다. 다시 말해 '존경받는 삶'을 살지는 못할지라도 누구든 '존중받는 삶'을 살아야 마땅합니다. 예를 들어 매일 술에 찌들어 사는 아버지를 존경할 수는 없겠지만, 그래도 아버지이기에 아버지로서 존중은 해야 하지 않을까요?

'나는 치매 환자를 존중하나요?'

이 질문에 대답하기 어렵다면 자신이 치매 환자를 어떻게 대하는지 살펴보면 됩니다. 인지 기능을 상실한 치매 환자는 정상인의 시각에서 보면 매번 어이없는 일을 저지르고 또 반복하기 일쑤입니다. 세탁기를 돌린다면서 세제를 3분의 1 정도 들이붓기도 하고 설거지를 도와준다면서 그릇에 남은 음식물 찌꺼기를 닦지도 않은 채 그냥 선반에 올려놓기도 하니까요.

이럴 때 치매 환자를 존중한다면 "엄마, 이게 뭐야? 그런 거 하지 말랬잖아. 엄마가 가만히 있는 것이 날 도와주는 것이야"라는 말이 아니라 "엄마가 나를 도와주려고 했는데, 잘 안 닦였네요. 제가 다시 닦을게요"라고 해야겠지요. 치매 환자는 인지 기능에 장애가 생겨서 그릇을 제대로 닦을 수 없으니까요. 하지만 치매 환자는 자신이 존중받고 있는지 아닌지는 얼마든지 느낄 수 있습니다.

치매 환자를
존중해야 하는 이유

어머님이 치매여서 요양원에 계신다는 어느 여성 분으로부터 이런 이야기를 들었습니다. 어느 날 요양원에 가서 어머니와 대화를 하다가 우연히 어머니의 치아를 보게 되었는데, 앞니들 사이에 낀 음식 찌꺼기가 유독 눈에 거슬렸답니다. 또 다른 날은 씻지 않아서인지 냄새가 많이 나는 어머니를 대하는 순간 몹시 화가 났다고 해요.

물론 요양 보호사가 아무리 애를 써도 치매 환자가 이를 안 닦고 몸도 안 씻겠다고 발버둥을 치면 어쩔 수 없는 일이겠지요. 하지만 치매 환자라 아무것도 모르고 또 대충해도 모르리라 생각해서 그랬다면 그것은 분명 치매 환자를 무시하는 태도와 행동입니다.

어느 요양 보호사는 이렇게 말했습니다. 치매 어르신 중에 몸이 불편하고 또 씹는 것이 어려운 분의 식사를 천천히 하시도록 돕고 싶다고요. 하지만 그러면 주방에서 일하는 사람들의 근무 시간이 길어지고 그래서 쉬는 시간이 줄어드니까 눈치가 보여서 어쩔 수 없이 국에 말아서 정신없이 떠먹일 수밖에 없다고 말했습니다. 이 또한 안타까운 현실입니다.

실제로 요양 병원에 계셨던 한 어르신은 저녁 먹고 7시만 되면 병원에서 무조건 잠을 자라고 강제적으로 불을 꺼버리니까 견디기 힘들었다고 하셨어요. 또는 치매 환자가 자다가 한 번씩 소리를 지르거나 뭔가 마뜩잖아서 한바탕 소란을 피우면, 무조건 약을 써서 그런 행동을 해결하려고 했다지요. 그것은 치매 환자를 존중하는 태도가 아니지요. 이런 경우도 연민의 마음을 갖고 치매 환자에게 물어본다면 그럴 만한 이유가 있었을 테니까요.

치매 환자에게 물어보는 일이 귀찮기도 하고 힘도 들겠지만, 그렇게 행동한 이유를 먼저 물어봐야겠지요. 답을 들은 다음에는 "아, 그런 이유로 무서워서 소리를 지르셨군요"라는 식으로 반응을 보이면 치매 환자는 다시금 안정을 찾기도 합니다.

이런 것도 존중과 연결된 행동입니다. 돌보는 이가 특별히 몸을 움직여서 할 일이 없으면 휴대 전화만 들여다볼 때가 있습니다. 시설만이 아니라 집에서 직접 치매 환자를 돌볼 경우에도 해당하는데, 사실 그런 시간에도 마음만 먹으면 치매 환자와 얼마든지 유익한 시간을 보낼 수 있습니다.

'기능'이 아닌 '사랑'으로 바라보기

물론 치매 환자를 돌보는 가족조차 치매에 걸린 부모님을 존중하지 못할 때가 있습니다. 예를 들어 명절이나 어버이날 이런 경험을 한 분들이 있을 것입니다. 부모님 중 한 분이 치매여서 방금 있었던 일도 몇 분 지나지 않아 잊어버리고 기억을 하지 못하는 상황이라면, 부모님께 드릴 돈 봉투를 준비할 때 고민할 것입니다. 그렇지 않아도 팍팍한 살림인데 돈 봉투를 드려야 할지 말지 생각하면서요.

이런 경우도 부모님을 존중의 차원에서 바라본다면 고민

할 필요가 없습니다. 왜냐하면 앞에서 이미 언급한 것처럼 상대방이 존경받을 만하냐 그러지 못하느냐는 상대방에게 그럴만한 자격이 있느냐 없느냐로 결정되지만, 상대방을 존중하느냐 존중하지 않느냐는 '나'라는 사람의 성숙 수준과 관련되기 때문입니다. 그러니 설령 부모님이 기억을 잃었더라도 부모님을 존중한다면 자녀의 편에서 도리를 다하는 것이 마땅합니다.

우리가 치매 환자를 존중하는 일은 그를 '기능'적인 측면이 아니라 '사랑'이라는 측면에서 바라볼 때 가능합니다. 치매 환자를 기능적인 면에서만 본다면 그야말로 구실을 못하는 사람입니다. 치매 환자는 기억력을 포함한 전반적인 인지 기능의 상실로 기본적인 일상생활조차 영위할 수 없으니까요. 하지만 '사랑'이라는 측면에서 치매 환자를 보면 치매 환자도 얼마든지 사랑을 나누며 살아가기에 부족함이 없습니다.

이런 이야기를 들었습니다. 치매이신 어머니가 요양원에 계시는데 요양원에 가면 어머니는 늘 베개를 등에 업고 계신다고요. 현재 자신을 알아보지 못하지만, 자신이 어렸을 때 밭일에 치여 어린 자신을 업어 주지 못해서 한으로 남았는지 그렇게 온종일 베개를 업는답니다. 누가 물으면 베개를 자신의 딸이라고 하고요.

이렇게 치매가 많이 진행되었어도 치매 환자가 가족을 비롯해 누군가를 사랑하는 마음은 없어지지 않습니다. 이런 모습을 보면 치매 환자에게서도 인간만이 지닌 고귀한 사랑이 느껴집니다. 다시 한번 강조하는데 우리는 치매 환자를 대할 때 설령 존경은 못 해도 존중하는 마음으로 대해야 합니다.

깨진 유리창 법칙과 치매

'깨진 유리창 법칙'이라는 심리 이론이 있습니다. 제임스 윌슨James Q. Wilson과 조지 켈링George L. Kelling이 소개한 사회 무질서에 관한 심리 이론입니다. 즉 깨진 유리창 하나를 내버려두면 그곳을 중심으로 범죄가 퍼진다는 것이지요.

실제로 사람들이 잘 다니지 않는 골목 두 곳에 자동차를 각각 한 대씩 버려두는 실험을 했습니다. 한 대의 차량은 보닛만 연 채로 버려두었고 다른 차량은 보닛만 열려 있는 것이 아니라 앞 유리창도 깨진 채로 두었다고 합니다. 그런데 일주일이 지나 놀라운 일이 벌어졌습니다.

보닛만 열린 차량은 달라진 것이 없었지만, 앞 유리창까지 깨졌던 차량은 배터리와 타이어 네 개가 모두 사라졌을 뿐만 아니라 폐차를 해야 할 정도로 심하게 손상되었다고 합니다.

두 차량의 차이점은 단지 앞 유리창이 깨져 있었느냐 아니었느냐였는데 말입니다. 이처럼 사소하다면 사소하다고 할 수 있는 깨진 유리창을 갈아 끼우느냐 아니면 그대로 놔두느냐가 엄청난 차이를 만들 수 있다는 것이 바로 '깨진 유리창의 법칙'입니다.

우리는 살아가면서 깨진 유리창의 법칙을 종종 경험합니다. 예를 들어 주택가를 지나다 보면 종량제 봉투에 담긴 생활 쓰레기들이 쌓인 모습을 보지요. 그 위에 누군가가 아이스크림을 먹고 남은 막대기나 비닐봉지를 살짝 버리고 가기도 합니다. 그러면 그곳에 커피를 마신 플라스틱 컵이며 우유팩들이 하나둘 쌓이는 모습을 보았을 것입니다. 누군가 무심코 버린 쓰레기가 그 계기가 되지요.

치매 환자를 바라보는 시선도 마찬가지입니다. 그들과의 관계 속에서 경험했던 좋지 않은 것 한두 가지, 주변에서 치매 환자에 대해 들은 부정적인 말 또는 매스컴에서 전해들은 말로부터 생긴 작은 편견이 쌓이면 걷잡을 수 없이 부정적으로 자리 잡게 됩니다. 그러면 부정적 인식은 점점 견고해져서 바꾸기가 너무 어렵습니다. 마치 부부관계나 부모 자녀 문제의 시작은 서로의 마음을 상하게 하는 사소한 말이지만 그것이 쌓이면 돌이킬 수 없는 결과를 초래하는 것과 같다고 할 수 있습니다.

그렇다고 치매에 대한 인식 개선을 포기할 순 없습니다. 우리가 지구온난화로 인한 기후 위기에서 벗어나기 위해서는 쓰레기더미 위에 쓰레기를 버리지 않는 일을 지금 시작해야 하듯이, 치매 환자들을 바라보는 부정적 시선도 지금 바꾸어야 합니다.

그녀는 요리할 때도 매번 양을 조절하지 못하고 또 순서도 엉망으로 해서 결국에는 요리도 손을 놓고 말았습니다. 거기다가 의사가 "지금 뭘 마시고 있나요?"라고 물었을 때 그녀는 물을 마시면서도 "커피요"라고 대답했습니다.

- 85쪽 중에서

2장

치매, 어떻게 알아차릴 수 있을까?

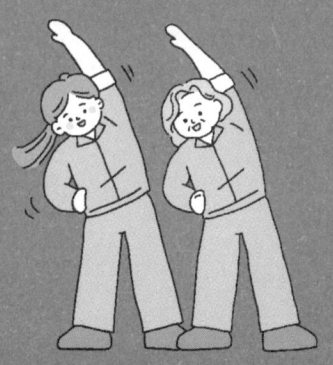

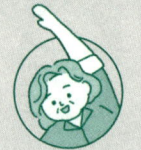

진짜 치매와
가성 치매가 있어요

치매처럼 보이지만 실상은 치매가 아닌 '가성 치매'에 대해 아시나요? 이것은 구별하기가 쉽지 않습니다.

어느 분이 아무리 봐도 어머니가 치매 같았답니다. 그래서 동네 신경정신과를 찾아갔다고 해요. 그곳에서는 어머니를 '노인성 우울증'이라고 진단을 내렸습니다. 하지만 2년도 채 지나지 않아 어머니의 상태는 점점 나빠졌고 결국에는 치매 진단을 받았답니다.

그분의 말에 따르면 자신의 어머니는 의사의 말대로 치매 증상을 보이는 우울증이 아니라 진짜 치매였답니다. 그러면서 그 당시 의사가 항우울제보다는 치매 증상을 개선할 수 있도록 아세틸콜린 분해 억제제 같은 치매 약을 처방해 주었다면 어머니의 치매가 좀 더 느리게 진행되었을 것이라는 아쉬움을 토로했습니다.

이처럼 우울증으로 인한 가성 치매와 진짜 치매는 구분하기도 어렵지만 실제로 치매는 아주 오랜 시간에 걸쳐 서서히 진행되기 때문에, 노인성 우울증을 치료할 때에는 늘 치매도 함께 고려해야 합니다.

반대로 이런 사례도 있습니다. 혼자 사는 70대 초반의 향심 씨는 딸과 함께 병원을 찾았습니다. 평소와 다르게 깜빡깜빡하는 일이 빈번하게 일어났습니다. 자신이 조금 전에 딸에게 전화했다는 사실을 잊어버려서 두세 번씩 전화해서 같은 말을 반복하기 일쑤였지요.

향심 씨의 딸은 이상하기도 하고 또 걱정도 되어서 어머니 집에 갔는데, 냉장고 문을 여는 순간 많이 놀랐다고 합니다. 지난번 어머니 생신 때 가져온 반찬 통들이 냉장고 안에 그대로 있었기 때문입니다.

그러면서 오빠는 이민을 간 지 오래됐는데, 어머니는 오빠가 마치 같은 아파트 단지에 사는 것처럼 이야기도 했다고 합니다. 그런 모습을 본 딸은 밤새 잠을 잘 수가 없었답니다. 결국, 병원에 가서 치매 검사를 비롯해 뇌 영상 검사까지 받았다고 했지요. 그런데 뜻밖의 결과가 나왔습니다. 향심 씨는 치매가 아니라 노인성 우울증으로 인한 가성 치매로 진단이 나왔습니다. 향심 씨는 두 달 정도 치료를 받은 뒤부터는 증상에 호전을 보였습니다. 물론 이 경우는 연세가 있으시니까 앞으로는 치매도 염두에 두어야겠지만요.

노인성 우울증의 착각

방금 살펴본 것처럼 치매와 노인성 우울증으로 인한 가성 치매는 노년기에 가장 흔히 발생하는 질환으로 이 둘을 구분하기는 쉽지 않습니다.

노인성 우울증(여기서 노인성이라는 말은 주로 노인층에서 그런 증세가 나타나서 붙여진 말입니다)은 오래된 자동차처럼 몸이 생물학적으로 약해진 데다 노년기에 경험하는 여러 종류의 상실에서 비롯됩니다. 이를테면 신체적 기능에 문제가 생기고 배우자나 친구와의 사별 같은 상실을 경험하고 거기다 다양한 스트레스가 더해지면서 나타날 수 있습니다.

우울증이 오면 매사에 기운이 없고 흥미가 없어집니다. 취미활동이나 친구들을 만나는 사회활동을 하는 시간이 줄어들고 점점 집에만 있으려는 경향을 보이게 됩니다. 거기다가 많이 예민해져서 누가 뭐라고 하면 그 말의 의미를 따져보지도 않고 서운해하고 짜증을 부리기도 합니다. 당연히 밤에 잘 자지도 못하고 먹는 일에도 별 관심이 없습니다.

상황이 이 지경인데도 자신의 마음이 우울하다고 말로 표현하지 못하고 '식욕이 없다'라거나 '소화가 안 된다'라는 식으로 신체 증상만을 호소하니까 우울증이라고 생각하지 못합니다. 설상가상으로 막상 병원에 가서 검사해 보면 신체 기능상 별문제가 없다는 소리를 듣게 됩니다.

문제는 노인성 우울증으로 인한 가성 치매는 집중력이 떨어져서 치매처럼 보인다는 점입니다. 다시 말해 뇌에 정보는 저장되었지만, 집중력이 떨어져서 그 정보를 인식하거나 끄집어내지 못합니다.

예컨대 방금 들었거나 했던 일도 금세 까먹어서 반복해서 말하기도 하고 반복해서 행동하는 경향을 보이지요. 또는 드라마를 보면서 느낀 것을 표현하고 싶어도 집중력이 떨어져서 그 드라마의 내용을 제대로 인식하지 못하니까 옆에 있는 배우자나 자녀에게 표현하기도 쉽지 않습니다.

이런 상황에서 본인이 '나 치매 아니야?'라고 생각한다면 치매가 아니라 가성 치매일 가능성이 큽니다. 왜냐하면 자신의 상황을 제대로 판단하고 있기 때문입니다. 이를테면 "당신, 아침에 들고 나간 우산을 안 가져왔네?"라고 할 때, 치매가 아닌 사람은 "앗, 아까 빵집에 갔을 때 두고 왔구나!"라고 합니다.

반면에 치매인 사람은 어떤 경험이 뇌에 저장되지 않으니까 "내가 언제 우산을 가지고 나갔냐?"라며 도리어 상대방이 무안할 정도로 화를 내지요.

이처럼 치매 환자 스스로 자신의 치매를 의심하는 사람은 없습니다. 되레 자신은 아무 문제도 없다고 우기는데, 대개는 주변 사람들이 이상하다고 생각해서 병원에 데려가지요.

따라서 '나 혹시 치매 아니야?'라고 생각했다면 자신의 행동을 뇌에 저장했다는 뜻이고 또 벌어지고 있는 상황에 대한 판단력에도 문제가 없으니 치매가 아닌 가성 치매일 확률이 높다고 할 수 있습니다.

그러기 때문에 우울증으로 인한 가성 치매의 경우 약물 치료를 받게 되면 세로토닌과 같은 신경 전달 물질의 분비량이 늘어나서 떨어진 집중력이 다시 원상태로 돌아올 수 있습니다. 그러면 기억력을 포함한 여러 인지 기능은 다시 좋아질 것입니다.

하지만 노인성 우울증은 만성화되면 아무 활동도 하지 않고 밥도 제대로 먹지 않고 혼자 있거나 가만히 누워 있으려고만 합니다. 그러면 신체 건강에도 문제가 생길 뿐만 아니라 뇌 활동이 멈춰서 인지 기능에도 빨간불이 켜집니다. 그러다 실제로 치매로 이어질 수 있습니다.

한편 전문가들은 사회활동을 하며 사람들과 서로 교류하면 외로움에서 비롯되는 우울증을 막아 준다고 입이 닳도록 말하지요.

실제로 스웨덴 카롤린스카 연구소 연구진은 치매 발병 소지가 큰 60~77세 핀란드인 1,260명을 대상으로 2년 동안 임상시험을 진행했습니다.

결과를 보면 약물을 복용하지 않았어도 운동이나 인간관계, 즉 사회적 교류 활동을 통하며 치매 발병률이 많이 낮아졌다고 합니다. '밥이 보약'이라는 말처럼 별것 아니지만, 평범하고도 일상적인 활동과 인간관계가 건강에 최고라는 점을 다시 한번 깨닫게 됩니다.

세로토닌은 행복 물질

앞에서 세로토닌이라는 신경 전달 물질은 떨어진 집중력이 다시 원상태로 돌아올 수 있도록 도와준다고 했습니다. 그 이유는 세로토닌이 대뇌의 변연계를 활성화시키기 때문입니다. 흔히 '행복 물질'이라 불리는 세로토닌이 분비되면 기분이 좋아지고 행복감을 느끼게 된다고 하는 것도 같은 이유입니다. 그림을 보면 세로토닌이 뇌에 전체적으로 퍼져 나가는 모습을 확인할 수 있습니다.

사실 우리의 삶이 힘들어도 그럭저럭 살아갈 수 있는 이

뇌 속 세로토닌의 분비 경로

→ 세로토닌 경로

유는 자고 일어나면 또다시 몸에서 세로토닌이 분비되어 기분전환이 되기 때문입니다. 의사들도 우울증으로 힘들어하는 사람들에게 햇볕을 쬐고 산책하기를 권합니다. 햇볕을 쬐며 걷기만 해도 몸에서 세로토닌이 분비되기 때문입니다.

하지만 나이가 들수록 세로토닌 분비가 줄기 때문에, 특별히 노년기에는 일부러 햇볕도 쬐고 억지로라도 많이 웃는 것이 필요합니다. 억지로라도 웃으면 세로토닌이라는 신경전달 물질의 분비가 더욱 촉진되기 때문이지요. 이렇게 많이 웃으라고 전국의 노인 복지관마다 '웃음 치료'라는 프로그램이 있는 것이 아닐까요.

거기다가 세로토닌이 부족하면 불면증까지 나타납니다. 이것은 노년기에 잠이 줄어드는 이유이기도 합니다. 즉 나이가 들어갈수록 수면에 관여하는 세로토닌의 분비가 줄어들기 때문에 잠이 점점 없어지는 것입니다. 따라서 낮 동안 세로토닌이 충분히 분비되도록 많이 웃고 기분 좋게 지내면 저녁에 잠도 편안하게 잘 수 있을 것입니다.

치매를 예방하는
숙면

　세로토닌과 더불어 멜라토닌도 잠을 잘 자도록 돕는 수면 물질입니다. 멜라토닌은 밝은 낮에는 거의 분비되지 않고 저녁 이후 어두워질수록 그 분비량이 증가합니다. 다시 말해 졸음이 쏟아진다면 멜라토닌 분비가 활발하다는 뜻입니다. 잠자기 전에 멜라토닌의 분비가 잘되도록 방을 어둡게 하면 잠들기가 훨씬 쉬워지겠지요.

　아침이 되면 일반적으로 잠을 깨는데 그 이유는 빛을 받으면 멜라토닌이 사라지기 때문입니다. 빛을 받으면 사라지는 멜라토닌도 세로토닌처럼 나이가 들수록 그 분비량이 줄기 때문에 새벽에 잠이 깨기도 합니다. 그렇기에 나이 들수록 의도적으로 잠을 잘 수 있는 환경을 만들어 주어야 합니다.

　한 가지 방법은 스마트폰을 잠자기 직전까지 만지작거리거나 텔레비전을 너무 늦게까지 보고 잠자리에 들지 않도록 하는 것입니다.

　아침에 잠을 깨는 이유가 빛을 받으면 멜라토닌이 사라진다고 했지요. 마찬가지로 스마트폰에서 나오는 빛이나 텔레비전 화면의 밝음 정도가 멜라토닌을 사라지게 하는 빛을 내보내기 때문입니다.

최근에는 치매에 관한 연구가 본격화되어서 잠을 잘 자는 일이 건강에도 중요하지만, 무엇보다도 치매 예방에도 도움이 된다고 합니다. 즉 뇌에 베타 아밀로이드 단백질이 쌓이면 염증을 일으키게 되고 그러면 뇌세포가 죽어서 치매로 이어진다고 하지요. 그런데 이 아밀로이드 베타 단백질은 수면 중에 대사되어 뇌로부터 빠져 나온답니다.

그러기 때문에 수면은 치매 예방뿐만 아니라 치매의 진행을 늦추는 데도 중요하다는 사실을 알 수 있습니다. 세로토닌과 멜라토닌의 기능을 잘 기억해서 치매 환자와 치매 환자를 돌보는 사람 모두 수면 건강을 잘 유지했으면 좋겠습니다.

같은 치매라도 종류에 따라 조금씩 달라요!

우리는 병에 걸렸다고 하면 그 원인이 무엇인지 궁금해합니다. 당연히 원인을 알아야 병을 미리 예방할 수 있으니 궁금하지요. 치매도 마찬가지입니다. 치매는 넓은 의미에서 볼 때 인지 기능에 장애가 발생하는 것이라 증상들이 엄청나게 다양합니다.

다양한 증상만큼이나 원인도 다양합니다. 쉬운 예로 술을 너무 많이 마셔도 치매가 올 수 있고 비타민류나 수분이 부족해도 치매가 올 수 있습니다. 더욱이 요즘의 연구 결과를 보면 '외로움'이라는 감정도 치매를 유발합니다.

결국, 인지 기능에 장애가 생겼다는 뜻은 뇌세포가 손상을 입었다는 것을 의미합니다. 뇌세포에 손상을 주는 일, 뇌 자체의 퇴행적 변화에 따른 뇌세포의 감소를 포함해 뇌혈관 문제는 치매의 원인이 됩니다. 아니면 또 다른 여러 질환이 모두 원인이 될 수 있습니다.

이렇듯 치매를 유발하는 다양한 질환들에 따라 치매의 종류는 엄청나게 많지만, 여기에서는 잘 알려진 네 가지 알츠하이머성 치매, 혈관성 치매, 파킨스병 치매에 대해 살펴보겠습니다. 그리고 전두측두엽 치매를 다루겠습니다.

우리가 평상시에 '치매는 알츠하이머성 치매'라고 생각하는 이유는 치매로 진단된 환자의 70퍼센트 이상이 알츠하이머성 치매이기 때문입니다.

물을 '커피'라고 말하는 알츠하이머성 치매 환자

알츠하이머성 치매는 알츠하이머병으로 인한 치매로 독일의 정신과 의사인 알로이스 알츠하이머Alois Alzheimer라는 이름에서 따왔습니다. 이 의사는 1906년 51세의 여자 환자

정상적인 뇌와 알츠하이머성 치매 환자의 뇌 비교

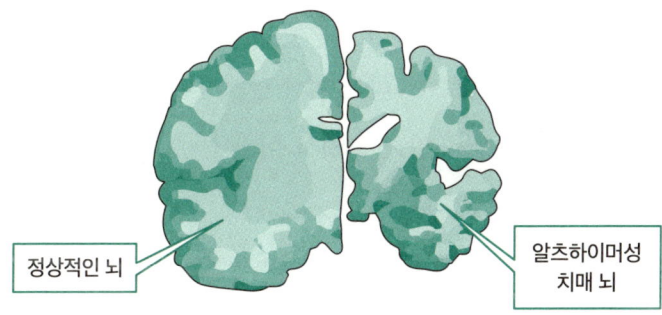

정상적인 뇌

알츠하이머성 치매 뇌

인 오거스트 디August D를 진료하게 됩니다.

그녀는 요리할 때도 매번 양을 조절하지 못하고 또 순서도 엉망으로 해서 결국에는 요리도 손을 놓고 말았습니다. 거기다가 의사가 "지금 뭘 마시고 있나요?"라고 물었을 때 그녀는 물을 마시면서도 "커피요"라고 대답했습니다.

"숫자 3을 써 보세요"라고 말하면, 숫자 3 대신 자신의 이름을 쓰기도 했는데, 그런 식으로 인지장애가 나타나는 것부터 시작해 나중에는 대소변을 가리지도 못했다고 합니다. 점차 뇌의 기능이 떨어졌기 때문이지요.

그녀가 사망한 뒤 뇌를 해부하니 정상적인 노화를 겪은 뇌와는 달리 뇌가 많이 쪼그라들어 있었다고 합니다. 이 여성의 증례가 학계에 보고되었고 그로써 가장 흔한 종류의 치매인 알츠하이머성 치매의 존재를 알게 되었습니다.

이처럼 알츠하이머는 치매를 일으키는 가장 흔한 퇴행성 뇌 질환으로 아밀로이드라는 이상 단백질이 쌓이면서 뇌 신경세포들이 손상을 입고 그래서 뇌가 눈에 띄게 수축하는 질환이라 할 수 있습니다.

특별히 알츠하이머는 우리의 기억을 담당하는 해마 부위에서부터 손상이 시작되어 점점 뇌의 다른 부위로 퍼져나갑니다. 그래서 알츠하이머병으로 인한 치매일 경우 기억력에 가장 먼저 문제가 생긴다고 할 수 있습니다.

지금까지 설명한 것을 토대로 알츠하이머병으로 인한 치매를 요약하면 초기에는 주로 기억력에 문제를 보이다가 점점 기억력 외의 다른 인지 기능에도 장애를 보이게 됩니다. 그러다 종국에는 감정이나 운동신경과 관련된 뇌세포가 모두 망가져서 일상생활을 전혀 할 수 없게 되지요.

인지 기능 저하가 느린 혈관성 치매

중앙치매센터의 대한민국 치매 현황 2021년 보고서에 따르면 혈관성 치매는 전체 치매 환자의 8.57퍼센트에 해당하는데, 76.04퍼센트에 해당하는 알츠하이머성 치매 다음으로 흔합니다.

혈관성 치매는 뇌에 공급되는 혈류 장애 즉 뇌경색이나 뇌출혈로 뇌가 손상되어서 생깁니다. 뇌 손상이 점점 누적되면 그 결과로 인지 기능 장애가 나타날 뿐만 아니라 정신 행동 증상이 나타나게 됩니다. 하지만 고혈압이나 고지혈증을 잘 관리하여 초기에 치료할수록 진행 억제도 가능합니다.

혈관성 치매가 알츠하이머성 치매와 다른 점은 알츠하이머성 치매 환자가 방금 말한 것이나 행동을 금방 까먹는 것에 비해 혈관성 치매 환자는 자신의 증상이 점점 심해진다는 사실을 스스로 알아차릴 수 있다는 점입니다. 이 말은 기억이 희미하게나마 작동한다는 뜻이지요. 이렇게 자신의 모습을 어렴풋이나마 알 수 있으니까 한 번씩 우울함이나 슬픔 가운데 빠져들기도 합니다.

또 한 가지 다른 점은 알츠하이머성 치매는 남자보다 여자에게서 더 많이 발생합니다. 반면, 혈관성 치매는 남자에게서 더 흔합니다. 그것만이 아니라 혈관성 치매는 기억력을 포함한 인지 기능의 저하 속도는 느리지만, 생존 기간은 훨씬 더 짧다고 합니다.

파킨슨병은 꼭
치매를 동반하지는 않는다

먼저 파킨슨병은 우리가 원하는 대로 몸을 움직일 수 있게 하는 도파민계 신경이 파괴됨으로써 움직임에 장애가 나타나는 질환입니다.

주요 증상으로는 가장 눈에 잘 띄는 손 떨림이 있고 점점 느려지는 행동입니다. 더욱이 근육이 경직돼서 뻣뻣해지고 상체도 앞으로 쏠리니까 아무래도 자세가 불안정해져서 잰걸음을 걷게 됩니다.

물론 파킨슨병이 꼭 치매를 동반하지는 않습니다. 하지만 전체 환자의 30, 40퍼센트에서는 인지 기능의 저하가 나타나고 그것이 악화하면 파킨슨병 치매를 진단받게 됩니다. 그리고 알츠하이머병으로부터 오는 치매 증상과 좀 다른 것이 있는데, 파킨슨병 환자가 겪는 치매 증상에는 종종 환시를 경험한다는 특징이 있습니다.

전두측두엽 치매는
괴팍하다?

전두측두엽 치매는 전두엽과 측두엽의 기능이 저하되어

나타나는 퇴행성 치매의 일종입니다. 대표적 증상으로는 당연히 전두엽과 측두엽의 기능에 장애를 보이게 됩니다.

예를 들면 언어 기능에 장애가 생겨서 한두 단어나 짧은 문장으로 말을 하니까 아무래도 자발적으로 말하는 것이 줄어들게 됩니다. 더불어 다른 사람의 말을 이해하는 능력도 떨어지고요. 또 어떤 일을 계획하고 수행하는 능력도 떨어지고 성격이 괴팍하게 변하기도 하지요. 자신의 감정을 조절하지 못해서 상스러운 욕을 하거나 다른 사람을 공격하는 행동도 스스럼없이 합니다.

이렇듯 기억을 담당하는 해마가 손상되어 기억력부터 이상이 생기는 알츠하이머성 치매와는 달리 전두측두엽 치매는 언어 장애, 성격 변화, 감정 조절을 못해서 나타나는 충동적이고 공격적인 행동이 대표적 증상입니다. 하지만 다른 치매보다 진행이 느리기도 하고 또 나이 때문에 성격이 괴팍하게 변했다고 생각해 버려서 발견하기 어려울 때도 있습니다.

전두측두엽 치매가 많이 진행되면 기억력에도 크게 문제가 생기고 대소변도 가리지 못하는 등 알츠하이머성 치매와 비슷한 양상을 보입니다.

마지막으로 전두측두엽 치매는 발병 나이가 45~65세로

다소 이르기 때문에 본인만이 아니라 가족들에게도 큰 부담을 줍니다.

지금까지 살펴본 바에 따르면 치매는 다양한 원인에 의해 뇌가 손상을 입어서 생깁니다. 따라서 치매에 대해 이원론적으로 "이렇다" 또는 "저렇다"라고 판단하는 것은 마치 '장님 코끼리 만지기'와 같다고 할 수 있습니다. 한자어로 맹인모상(盲人摸象)이라 불리는 장님 코끼리 만지기는 아주 얕은 지식으로 모든 것을 아는 것처럼 주장하는 사람을 비꼬는 말이지요.

우리가 치매에 대해 말할 때는 더욱 그런 경향이 있습니다. 자신이 경험한 것이 전부인 양 치매 환자들을 판단하는데, 내가 경험한 것은 전부가 아니라 극히 일부분이라는 사실을 꼭 기억해야겠습니다.

같은 치매라도 치매의 종류에 따라 조금씩 다릅니다. 이런 차이도 기억해야 누군가에게 치매 정보를 주려고 할 때 정확한 정보를 줄 수 있습니다.

어떤 분이 어차피 치매는 치료가 안 되니까 약을 먹지 않아도 될 것 같아서 친정아버지에게 치매 약을 권하는 것조차 하지 않았답니다. 하지만 그건 잘못된 정보였고, 그분은 많이 후회하였지요. 자신도 모르게 약값을 아끼려고 그런 것은 아닌가 하는 죄책감까지 더해져서 오랫동안 힘들었다고 합니다.

이렇듯 치매에 대한 정보가 부족하면 벌어질 수 있는 일입니다. 우리는 치매에 대해 더욱 공부하고 이해해야겠습니다.

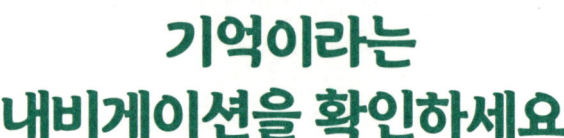

기억이라는
내비게이션을 확인하세요

저는 우리의 기억을 내비게이션에 비유하고 싶습니다. 우리는 기억에 의지하여 하루하루를 살아갑니다. 하지만 어느 날 갑자기 기억이 사라진다면 어떨까요? 작동을 멈춘 내비게이션 앞에서 어느 방향으로 가야 할지 갈피를 잡지 못하고 불안에 떠는 상황과 같지 않을까요?

이를테면 매일 사용하던 전기밥솥 앞에서 작동법이 전혀 생각나지 않아서 밥도 해 먹을 수 없게 됩니다. 물건을 사고도 샀다는 기억이 없어서 같은 물건을 계속 사게 되지요. 그래서 집 안에 세숫비누나 휴지가 수두룩합니다.

어느 날, 갑자기
기억할 수 없다면?

저희 어머니는 어느 날 텔레비전을 켜려고 리모컨을 집어 들었는데, 전원을 누르지 못하고 리모컨만 계속 들여다보셨지요. 그러더니 마지못해 저에게 "이것 좀 해 봐라"라고 하셨어요.

현관문 앞에서 비밀번호가 생각나지 않을 때, 엘리베이터 안에서 지인을 만났을 때 이름이 얼른 떠오르지 않을 때도 그렇겠지요. 이런 일이 한두 번으로 그치면 다행이지만 계속 반복된다면 치매 초기에 나타나는 증상일 수 있으니 검사를 받아보기를 권합니다.

배회도 마찬가지입니다. 거리에서 배회하다가 집을 찾아오지 못해서 실종되기도 하지요. 치매 초기에 나타나는 기억 장애는 시간이 지날수록 기억상실로 이어집니다. 예컨대 산책이나 어떤 목적을 갖고 집을 나왔다가 돌아갈 때 한 번씩 집의 위치가 헷갈립니다. 즉 장기기억에 저장된 집에 대한 정보를 꺼내는 데 실패해서 배회하는 것이지요. 이런 경우에는 시간이 걸려서 그렇지 결국에는 집을 찾을 수 있습니다.

하지만 치매가 더 진행되면 새로운 정보를 뇌에 저장하는 일조차도 할 수 없습니다. 거기다가 이미 장기기억에 있던 것마저 최근 기억부터 하나씩 사라집니다. 그래서 산책하러 공원에 가려고 집을 나섰는데 공원의 위치에 대한 기억이 사라져서 더는 공원을 찾아갈 수 없게 됩니다. 물론 어찌어찌하여 공원에 도착했다 하더라도 이번에는 집으로 돌아오는 일이 문제입니다.

목적 없이 배회하다가 집은 수원인데 안산에서 발견되는 일이 벌어지기도 합니다. 이처럼 기억은 우리의 일상과 떼려야 뗄 수 없는 관계이기에 뭔가가 얼른 떠오르지 않으면 치매를 의심해 볼 수 있습니다.

부호화, 저장, 인출로 형성되는 기억

이처럼 새로운 정보를 뇌에 저장할 수는 없어도 오랜 세월 살아온 익숙한 곳에서는 어느 정도의 생활이 가능합니다. 왜냐하면 치매가 오기 오래전부터 장기기억에 견고하게 저장된 기억이나 몸에 밴 습관이 아직 남아 있기 때문입니다. 하지만 치매가 온 뒤에 환경이 바뀌면 치매 환자가 적응하기 힘들어집니다.

제가 아는 분이 얼마 전에 집을 지어 이사하셨습니다. 이 분은 나름대로 신경을 써서 부모님이 쓰시던 가구와 물건을 그대로 가져와 배치했답니다. 그랬는데도 치매이신 아버지가 나를 왜 요양원에 데려다 놨느냐며 매일 자신을 집으로 데려다 달라고 하신답니다.

이러한 연유로 치매 환자가 집에서 요양원으로 거처를 옮겼을 때 화장실이 자신이 살던 집에서처럼 자기 방에 있지 않으면 실례를 범할 수밖에요. 집이 바뀌었다는 사실을 새롭게 뇌에 저장할 수 없으니까 방 안에서 화장실을 찾고 또 찾다가 못 참고 터트리는 것입니다.

1 기억의 3단계

'기억한다는 것'은 우리가 삶을 살아가기 위해 필수 불가결한데, 우리가 경험하고 학습한 일을 나중에 떠올리려면 부호화, 저장, 인출이라는 세 가지 단계를 거치게 됩니다.

그래서 기억이 형성되는 과정을 종종 컴퓨터가 작동되는 방식에 비유합니다. 이를테면 컴퓨터는 키보드로 입력된 정보를 받아들이고, 입력된 정보는 하드 드라이브에 저장됩니다. 그런 다음 필요할 때 저장된 정보를 다시 모니터로 가져옵니다.

좀 더 구체적으로 설명하면 우리의 오감으로 온종일 정보를 받아들이는데, 어떻게 그것을 다 기억할까요? 당연히 기억하지 못합니다. 예를 들어 친구랑 대화 중에 친구가 어떤 상호나 지역 또는 전화번호를 말할 때가 있지요. 이럴 때 잠깐은 기억이 나지만, 어느 정도 시간이 지나면 전혀 기억이 나지 않습니다. 그 이유는 끊임없이 새로운 정보가 들어오면 기존의 정보는 밀려나서 사라져 버리기 때문입니다. 이렇게 잠깐 기억하는 상태를 심리학 용어로 '작업기억'이라고 합니다.

하지만 친구랑 대화 중에 나의 주의를 끌거나 꼭 기억해야 할 단어가 있으면 우리는 그냥 지나치지 않습니다. 즉 해마에서 그 정보를 부호화하여 장기기억에 저장합니다. 여기서 부호화란 어떤 정보를 좀 더 잘 기억되게 하려는 방법이라고 할 수 있습니다.

② 기억의 부호화: 반복

가장 흔히 사용하는 부호화 방법은 '반복해서 되뇌는 것'입니다. 우리가 어떤 전화번호를 들으면 머릿속에서 반복합니다. 1899-9988, 1899-9988 이런 식으로요.

이렇게 반복해서 저장한 기억을 다시 꺼내는 과정을 수없이 반복했기에 주민등록번호나 군번 같은 것은 평생 잊어버리지 않는다고 할 수 있습니다.

③ 기억의 부호화: 의미 부여

부호화하는 또 한 가지 방법은 '의미를 부여하는 것'입니다. 1899-9988을 계속 되뇔 수도 있지만 '18세의 기억을 99세까지, 99세까지 팔팔(88)하게'라고 의미를 부여하면 아무래도 더 잘 외워지겠지요.

혹은 "남한에서 제일 높은 산은?"이라고 물으면 우리는 그 산이 해발 몇 미터인지는 기억하지 못해도 산 이름이 '한라산'이라는 사실은 기억합니다. 왜일까요? 가장 높다는 의미를 부여해서 외웠기 때문이지요. 이런 식으로 부호화를 해서 장기기억으로 넘긴 기억은 평생 유지되는데, 장기기억의 용량은 무궁무진합니다.

해마 손상과
장기기억의 문제

그런데 치매가 오면 우리의 뇌 중 특별히 기억을 담당하는 해마부터 문제가 생깁니다. 그래서 새롭게 경험한 일이나 학습한 것을 장기기억에 저장할 수 없게 됩니다. 저장 자체가 안 되니까 당연히 나중에 꺼낼 일도 없겠지요.

   예를 들어 설명해 보겠습니다. 어느 치매 어르신은 새벽이면 종종 집을 나가는데, 다행히 발견되는 곳이 한결같습니다. 바로 자신의 하나밖에 없는 아들이 살았던 집입니다. 아들은 몇 년 전에 다른 곳으로 이사를 했고 그 사실을 어머님에게 수없이 이야기했지만, 어머니는 치매로 해마가 제 기능을 못해서 아들이 이사했다는 새로운 사실을 뇌에 저장할 수 없었지요.

   하지만 이전에 장기기억에 들어 있던 정보는 아직 사라지지 않았기에(물론 치매가 진행될수록 장기기억에 있는 것들도 최근 기억부터 하나씩 사라질 테지만) 아들이 보고 싶으면 예전에 아들이 살았던 집으로 가서 아들의 이름을 부르는 것입니다.

   더욱 안타까웠던 점은 아들이 보고 싶을 때는 아무리 추운 새벽이라 할지라도 무조건 아들이 살았던 집으로 가서 아들의 이름을 불러댔으니, 이런 어머니의 행동을 전해 들은 아들의 마음은 어땠을까요?

사람은 얼마나 기억할 수 있을까?

앞에서 치매가 아니라면 장기기억은 평생 유지된다고 말했습니다. 그렇더라도 장기기억을 오랫동안 꺼내지 않으면 시간이 흐르면서 기억도 희미해지는 사실을 우리는 종종 경험합니다.

예를 들어 학창시절 역사 시간에 배웠던 그 많은 왕의 이름은 애를 써도 잘 생각이 나지 않습니다. 그래서 사람들은 다음과 같은 의문을 가졌지요.

'장기기억에 있는 것은 과연 세월의 흐름과 함께 옅어지고 그러다가 완전히 사라지는가?'
'사라지지 않는 기억이 있다면 어떤 것일까?'
'어떤 단서를 주면 기억은 자연스럽게 되살아날까?'

이런 의문에 어느 정도 답을 줄 수 있는 연구가 바로 '헤르만 에빙하우스Hermann Ebbinghaus의 망각곡선'인데, 그는 학습한 것을 얼마나 빨리 잊어버리는지에 대해 연구했습니다.

결과는 학습하고 시간이 지날수록 더 많이 잊어버린다는 것입니다. 그러니까 공부하고 30분이 지나면 50퍼센트만 남

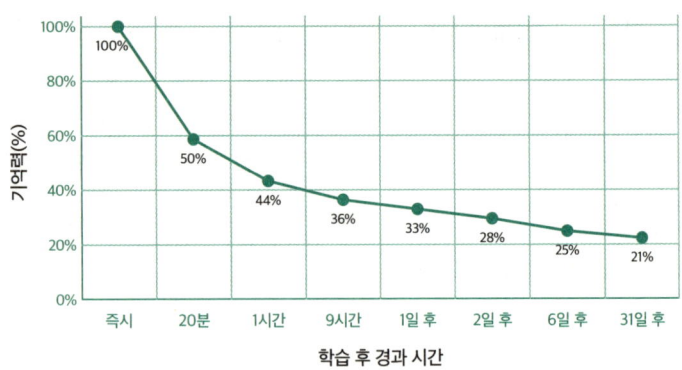

고 1시간이 지나면 40퍼센트, 한 달이 지나면 20퍼센트만 기억이 난다고 합니다.

　이 연구 결과를 보면 학습한 것을 반복해서 되뇌거나 한 번씩 떠올리지 않으면 점점 시간이 지날수록 더 많이 잊어버림을 알 수 있습니다.

반복과 의미 부여로 기억 강화하기

　따라서 어떤 기억을 계속 유지하기 위해서는 반복적으로 되뇌거나 의미를 부여하는 등의 부호화 과정을 거쳐 강화해야 합니다. 그러면 장기기억은 더욱 견고해진다고 할 수 있지요.

이것은 치매 어르신들에게서도 확인할 수 있습니다. 예컨대 본인이 평생 반복해서 한 말이나 반복해서 듣고 부른 노랫말은 너무 견고해서 기억 장애나 기억상실이 거의 나타나지 않는 것을 봅니다. 물론 본인에게 너무 기쁜 일이어서 반복하여 회상했던 기억들도 오래도록 남지요.

따라서 평생 간직하고 싶은 노랫말이나 시구를 반복해서 되뇌면 치매가 오더라도 그 기억은 아주 오래도록 유지될 수 있을 것입니다. 반복해서 되뇌는 일과 자신에게 의미를 부여한 경험도 오래 기억에 남습니다.

실제로 치매 어르신들이 아들딸의 생일이나 전화번호 또는 그들이 합격한 대학교의 이름, 다니는 직장을 잊지 않습니다. 그 이유는 이러한 부호화 과정의 결과물이라고 할 수 있습니다.

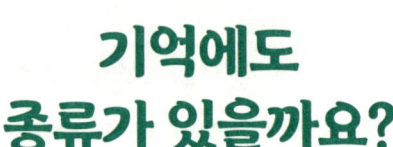

기억에도
종류가 있을까요?

 기억에도 종류가 있는데, 그걸 알게 된 것은 'HM'으로 불리는 헨리 몰레이슨Henry Molaison의 사례를 통해서입니다. 내용을 요약하면 헨리는 자전거를 타다 넘어져서 머리를 다친 이후 뇌전증(예전에는 간질이라 부름)으로 고생했는데, 27세에 그 원인으로 추측되는 해마의 3분의 2 정도를 제거하는 수술을 받았습니다.
 수술은 아주 잘 되었고 발작은 많이 줄었는데 예상치 못한 문제가 생겼습니다. 수술을 한 뒤 매일 병실에 오는 의료진을 알아보지 못했을 뿐만 아니라 그들과 나눈 이야기의 내용은 고사하고 이야기를 나눴다는 사실조차 기억하지 못했습니다. 그뿐만이 아니라, 오늘이 몇 월 며칠인지 또 아침 식사는 했는지, 심지어는 병실에 있는 화장실도 못 찾았다고 합니다. 수술을 하고 새로운 정보를 뇌에 저장하는 기능을 수행할 수 없게 된 것입니다.

이렇듯 헨리의 사례를 통해 뇌의 해마가 하는 일이 확실해졌습니다. 해마는 우리의 기억 과정 즉 우리가 어떤 새로운 경험을 하거나 학습을 하면 그것을 나중에 잘 기억할 수 있도록 부호화합니다. 장기기억에 저장하고 나중에 다시 꺼내는 기능을 담당하지요. 해마를 잘라냈더니 헨리는 새로 경험하고 학습한 것을 뇌에 저장하지 못했습니다. 다시 꺼낼 수도 없어서 일상생활을 영위하기가 어려워졌지요.

서술기억
: 기억을 말로 회상할 수 있는 기억

치매가 오면 해마가 일반적으로 제일 먼저 손상을 입습니다. 그러면 일상생활에서 매일 경험한 일을 장기기억에 저장할 수 없게 됩니다. 저장이 안 되니까 당연히 꺼낼 것도 없겠지요. 그래서 어제 누구를 만났고 그와 나눈 대화는 무

서술기억의 종류

- **서술기억**: 뇌에 저장된 기억을 말로 회상할 수 있는 기억
  - **의미기억**: 역사적 사실 등 일반적 지식으로 구성되어 경험과 무관한 객관적 사실
  - **일화기억**: 사건기억으로 개인에게 일어나는 사건에 대한 주관적 기억

엇인지 기억할 수 없게 됩니다. 이처럼 치매 환자는 어떤 것을 새롭게 학습할 수 없게 되는데, 뇌에 저장된 기억 중에서 자신에게 일어난 일을 다른 사람에게 말해 줄 수 있는 기억을 '서술기억'이라고 합니다.

서술기억은 다시 두 가지로 나눌 수 있습니다. 하나는 의미기억으로 우리가 살아가면서 배운 온갖 사실을 저장한 기억입니다. 이를테면 자신이 하는 업무에 필요한 지식이나 역사적 사실과 같은 일반적인 지식이 여기에 해당합니다. 한마디로 정보의 느낌이 강한 기억이라고 할 수 있습니다.

또 하나는 일화기억으로 개인적으로 경험한 사건에 관한 기억이라고 할 수 있습니다. 이를테면 '인천 ○○구의 치매 안심센터는 ○○동에 있다'라는 문장은 의미기억이지만, '나

는 2019년 8월 어머니랑 ○○구 치매안심센터에 다녀왔다'라는 문장은 일화기억이 되는 것이지요.

몸의 기억
: 근육이 기억하는 기억

헨리의 사례를 살펴보고 중요한 사실을 한 가지 더 알게 되었습니다. 바로 생활 속에서 일어난 일에 대한 기억은 뇌의 해마에서 담당하지만, 몸의 기억이라 할까요? 우리의 손과 팔다리의 근육을 움직여서 배운 몸의 기억은 해마가 아니라 소뇌와 관련된다는 사실입니다.

좀 더 구체적으로 설명하면 헨리 몰레이슨이 수술을 받고 2년쯤 지나서 한 가지 실험이 행해졌습니다. 실험은 거울에 비친 별 모양을 보고 그대로 따라서 그리는 것이었습니다. 따라 그릴 때 연필이 별 모양의 선 밖으로 나오면 안 되는 조건이 붙었지요.

연구자들은 실험을 하며 놀라운 사실을 알게 되었습니다. 헨리는 자신이 별 모양을 그렸다는 사실은 기억하지 못했지만, 별을 그리는 실력이 점점 나아진 것입니다. 마치 정물화를 그리는 실력이 나날이 늘어가고 운동이나 춤을 추는 실력이 매번 느는 것처럼이요.

이처럼 치매가 와서 기억력에 장애가 생긴다고 할지라도 몸으로 익힌 학습과 기억은 얼마든지 그대로 유지될 수 있습니다. 이러한 것을 '몸의 기억' 또는 '근육기억'이라고 부릅니다.

실제로 치매 환자를 대하다 보면 해마가 손상을 입어서 방금 누군가에게 전화하고도 기억하지 못해서 또다시 전화하는 일이 벌어집니다. 하지만 오랫동안 뜨개질을 해왔거나 피아노를 치고 탁구 같은 운동으로 몸에 익힌 기억은 그대로 유지가 됩니다. 그렇기 때문에 치매가 와도 뜨개질이나 자전거 타기 또는 피아노를 연주하는 일은 여전히 잘할 수 있습니다.

요양원 같은 시설에 가면 몸으로 익힌 기억과 습관이 계속 유지되기에 벌어지는 일이 많습니다. 예를 들어 아침을 먹으면 늘 방마다 돌아다니며 노크하는 어르신이 있는데, 이 어르신은 과거에 우체부였다고 합니다.

또 다른 어르신은 긴 막대기 같은 것만 보면 그것을 가지고 상대방의 팔에 주사를 놓는 시늉을 한답니다. 이분은 평생 간호사로 근무했다고 하는데, 이것도 몸으로 익힌 기억과 습관이 없어지지 않고 계속 유지되기 때문이라고 할 수 있습니다.

이런 것을 보면 치매가 왔을 때 익숙한 환경에 변화를 주면 문제가 생길 수 있다는 것을 알 수 있습니다. 이를테면 치매 환자가 요양원에 입소했을 때 가장 문제가 되는 일 중 하나가 화장실입니다. 자기 집이라면 잠을 자다가 '화장실이 어디지?' 하고 의식적으로 생각하지 않아도 몸이 알아서 화장실로 향하게 합니다.

그런데 요양원이라는 환경은 집과는 너무 다릅니다. 그래서 화장실을 앞에 두고도 잘 찾지 못해서 치매 어르신은 입소한 지 얼마 지나지 않아 기저귀를 차게 되는 경우가 많습니다. 그런데 가족의 입장에서는 '우리 어머니가 이 정도는 아니었는데…' 하면서 요양원의 돌봄 방식에 문제가 있다고 생각할 수 있습니다.

이처럼 근육기억은 어떤 행동을 익히기 위해 힘들게 노력하지 않아도 반복하면 자연스럽게 학습되는 장점이 있습니다. 치매가 온 뒤에도 계속 유지되니까 이왕이면 젊은 시절부터 좋은 행동이 습관으로 자리 잡을 수 있도록 해야 하겠습니다.

리듬기억
: 음악과 함께 떠오르는 기억

마지막으로 리듬기억이라고나 할까요? 음악과 관련된 기억이 있습니다. 다시 말해 리듬을 타면서 노래를 부르는 리듬기억은 아주 오랫동안 유지가 됩니다. 거기다 치매가 왔어도 노래를 계속 반복해서 부르면 잃어버려지지 않고 더욱 공고해지는 듯합니다.

시간이 더 흘러 설령 노랫말을 잃어버렸다 해도 가사 대신 '루루'나 '우우' 그런 식으로 부르면 끝까지 리듬을 타면서 부를 수 있습니다. 더욱이 기분이 좋지 않을 때조차 노래를 계속 부르다 보면 치매 환자의 감정이 긍정적으로 바뀌는 걸 표정을 보고 알 수 있습니다.

프루스트 효과와
치매

'프루스트 효과'란 특정한 냄새에 자극을 받아 과거의 기억이 생생하게 되살아나는 것을 말하는 심리 이론입니다. 프랑스 작가 마르셀 프루스트Marcel Proust가 쓴 《잃어버린 시간을 찾아서》에서 주인공이 홍차에 마들렌을 적셔 한 입 베어 문 순간, 어린 시절 먹던 마들렌을 회상한 데에서 유래했지요. 작가의 이름을 따서 프루스트 효과라고 불립니다.

우리의 감각기관 중에서 특별히 후각은 무언가를 떠올리게 합니다. 저의 경우 햇빛에 바짝 말린 이불 냄새를 맡으면 어린 시절 어머니가 직접 만들어 주셨던 이불이 생각나서 기분이 좋아집니다. 어느 어르신은 국화꽃 향기를 맡으면 사랑하는 사람과의 행복했던 순간이 떠오른다고 합니다.

반대로 어떤 냄새는 먹고 탈이 났던 경험처럼 괴롭게도 합니다. 이처럼 냄새는 우리의 감정을 자극해서 그 냄새와 관련된 경험을 불러일으킵니다.

그 이유가 뭘까요? 바로 두뇌의 구조 때문입니다. 뇌에서 기억과 감정을 담당하는 부분과 후각을 담당하는 부분이 서로 연결되어 있기 때문입니다. 다시 말해 우리가 냄새를

두뇌의 구조로 보는 여러 감각

- 전두엽: 판단력, 성격 담당
- 두정엽: 시공간, 계산 담당
- 측두엽: 기억, 언어 담당
- 후두엽: 시각 담당

맡게 되면 시각이나 청각처럼 중간 단계인 시상을 거치지 않고 곧바로 기억과 감정을 담당하는 해마와 편도체를 포함한 변연계로 후각 신호를 전달합니다. 그래서 냄새를 맡으면 그 냄새와 관련된 특정 감정기억이 떠오르게 되는 것입니다.

특별히 냄새와 관련하여 좋지 않았던 기억은 더 강하게 인상이 남습니다. 그 이유를 야라 예슈런Yaara Yeshurun 박사는 인간의 진화 과정에서 찾았습니다. 그는 독초나 썩은 음식물 그리고 천적의 나쁜 냄새를 빨리 알아차려야 생존에 유리했기 때문이라고 설명합니다.

현재 각 복지관에서 행해지고 있는 치매 예방 프로그램의 대부분은 만들기나 그림 그리기 같은 촉각이나 시각적인 자극을 활성화하는 것에 집중되는 경향이 있습니다. 저는 '프루스트 효과를 치매 예방 프로그램에 적용하면 어떨까?' 하는 생각을 해봤습니다.

예를 들어 후각적인 자극을 활성화하기 위해 그 옛날 어린 시절 어머니가 해 주셨던 음식 중 한 가지를 만들어 먹고 나서 느껴지는 감정을 적어 오라는 과제를 줍니다. 그리고 다음번 모임에 와서는 음식을 하면서 또는 만든 음식을 먹으면서 떠올랐던 감정기억들을 나누어 봅니다.

만약에 기분 좋은 감정기억을 나누었다면 그것 자체로 새롭게 에너지를 충전할 기회가 될 수 있습니다. 반대로 상처로 남은 감정기억을 나누었다면 그것 또한 마음의 상처를 털어내고 치유하는 시간이 될 것입니다.

치매 검사를 위해 가장 쉽게 방문할 수 있는 곳은 거주지 보건소 내에 있는 치매안심센터입니다. 치매안심센터는 2017년 치매국가책임제 시행 이후 현재까지 전국 256개 시, 군, 구 보건소에 설치되었습니다.

- 144쪽 중에서

3장

치매 예방을 위해 꼭 알아야 할 것들

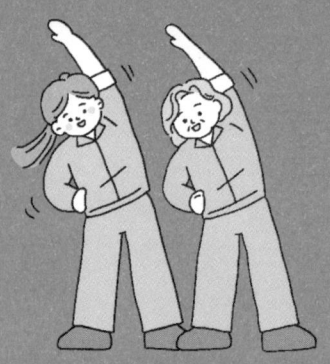

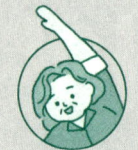

치매임을 알려 주는 단서를 확인하세요

얼마 전 친구 어머님이 치매 판정을 받았습니다. 그것도 치매 3등급을 말이지요. 깜짝 놀았어요. 연세가 많았지만 아주 영민한 분이었기에 매우 안타까웠습니다. 무엇보다 친구가 충격을 심하게 받은 이유는 이미 몇 년 전부터 치매의 단서가 보였다는 동네 분들의 말이었습니다.

친구 어머님은 언젠가 집 앞 놀이터 정자에서 압력밥솥 사용법을 모르겠다고 동네 친구 분에게 말했다고 합니다. 평생 썼던 밥솥인데 말이지요. 동네 친구 분은 아들과 딸에게 그 이야기를 하고 싶었는데 혹시라도 "어머니가 무슨 치매예요?"라며 도리어 자신을 이상한 사람으로 여길까 봐 몇 번을 할까 말까 망설이다 그만두었다고 했답니다.

친구는 자신의 어머니가 치매 판정을 받고 난 뒤, 이런 말도 했지요.

"혼자 생활하시는 어머니가 그동안 밥을 잘 안 해 드신 것 같아."

그래서 몸이 많이 허약해졌고 그것도 치매의 진행 속도를 빨라지게 한 원인 같다고 했습니다. 친구와 친구 어머님의 동네 친구 두 사람의 말이 퍼즐이 딱 맞아떨어지는 것을 보면서 마음이 먹먹했습니다.

치매 판정 전에
확인할 수 있는 것

대부분 가족이 치매 판정을 받으면 그제야 '그때 그런 이상한 행동이 치매 때문이었구나'라고 회상하면서 많이 속상해합니다. 때로는 너무 늦게 진단을 받았다고 후회하며 형제들끼리 서로를 탓하기도 합니다. 치매를 숨기지 않았으면 어땠을까요? 치매를 조금 더 빨리 인지했다면 어땠을까요?

하루빨리 치매에 대한 인식이 바뀌어야 하는 이유입니다. 그래야만 주변 사람에게서 치매의 단서가 보일 때 망설이지 않고 본인에게든 가족에게든 즉시 알릴 수 있을 것입니다.

치매를 빨리 인지해야 하는 이유 중 가장 큰 이유는 빠르게 대처하면 치매 증상이 없어질 수도 있기 때문입니다. 치매임을 알 수 있는 단서들이 계기가 되어 치매 검사를 받고 치매로 판정을 받았을 때, 뇌에 생긴 문제를 잘 해결하면 나아질 수 있습니다. 아니면 약을 써서 치매의 진행 속도를 최대한 늦출 수 있습니다.

나아가 치매 판정을 되도록 일찍 받을수록 치매 환자 자신을 비롯해 돌보는 가족이 치매를 인정하기 수월하겠지요. 치매 환자를 어떻게 돌볼지 계획을 세울 때도 우왕좌왕하지 않을 수 있습니다.

마치 암에 걸린 사람이 자신이 암이라는 사실을 일찍 알았을 때 자신의 미래를 스스로 준비할 수 있는 것처럼 말입니다. 인지 기능이 그나마 원활할 때 자신이 치매임을 안다면 자신과 관련된 중요한 결정을 직접 할 수도 있겠지요. 또 앞으로 남은 시간을 좀 더 의미 있게 보낼 수 있을 것입니다.

기초적인 것을
못하게 된다

지금부터 치매임을 알려 주는 단서는 어떤 것이 있는지 예를 들어 보겠습니다. 어느 분이 직장에서 정신없이 일하고 있는데, 어머니에게서 전화가 왔답니다. 집 비밀번호가 생각이 나지 않는다고요. 처음에는 그냥 '그럴 수 있지'라고 생각했다고 합니다. 그런데 일주일이 지난 뒤에 어머니가 똑같은 내용으로 다시 전화를 했답니다.

그 일을 계기로 어머니는 치매 검사를 받았고, 결국 치매 판정을 받았습니다. 보통은 집 비밀번호를 까먹었다고 하면 '연로하시니 당연히 그럴 수 있어'라면서 대수롭지 않게 생각할 수 있습니다. 하지만 그런 일이 두 번, 세 번 반복이 된다면 무심코 흘려보내지 말고 잘 살펴보아야 합니다.

이런 일도 종종 일어납니다. 복지관에서 민자 씨는 진희 씨를 보자, 얼른 안아 주었습니다. 그러면서 "아니, 이틀씩이나 오지 않고 무슨 일 있었어? 걱정했잖아"라고 했는데, 진희 씨가 하는 말이 "나 복지관 수업 빠진 적 없어. 내가 왜 결석을 해?"라고 했답니다.

진희 씨가 복지관 수업에 이틀이나 빠졌다는 사실은 함께 수업을 듣는 모두가 아는 사실임에도, 자신은 수업에 빠지지 않았다고 우겨댔으니, 이런 것도 치매임을 알 수 있는 단서입니다.

옷차림이나 신발처럼 외적으로 보이는 모습도 치매임을 알 수 있는 단서가 됩니다. 먼저 평상시에는 아주 깔끔한 분이었는데, 어느 날부터인가 외모에 전혀 신경을 쓰지 않는 경우가 있습니다. 이를테면 외출할 때 빗질도 제대로 하지 않고 늘 하던 화장도 그만둬 버리지요. 어느 분은 신발도 많은데 하필이면 뒤축이 다 닳아서 약간 찢어지기까지 한 신발만 신겠다고 고집을 부린답니다. 이런 것만이 아니라 오월이 지나 유월이 지났는데도 자신은 춥다며 내복 입기를 고집하거나 얇은 오리털 조끼를 입으려 한다면 이것도 치매임을 알 수 있는 충분한 단서입니다.

이런 부부도 보았습니다. 이 부부는 아내가 평생 남편의 월급을 관리했지요. 생활비를 충당하고 저축하고 공과금 내는 일을 아내가 다 했는데, 언제부터인가 돈 관리가 엉망이었다고 합니다. 은행에서 매달 연금을 찾아오면 어디에 두었는지 또 어디에 썼는지 몰랐다고 합니다.

아내는 남편이 물어도 대답할 수가 없었고, 남편에게 돈 관리가 넘어가기까지 수개월 동안 살림살이에 구멍이 뚫렸다고 합니다.

치매가 오면 요리도 못 하게 됩니다. 주부 경력이 수십 년이 넘으면 평상시에 자주 해 먹는 음식은 눈 감고도 재료를 손질하고 양념을 가늠할 수 있다고들 하지요. 하지만 치매가 오면 그렇게 많이 끓여 본 된장국을 어떻게 끓여야 하는지 그 방법이나 순서를 기억하는 데 구멍이 뚫립니다. 그래서 음식 맛이 이상하거나 아니면 아예 음식을 하지 못하게 되는 수준이 되지요.

우리 가족 중에 치매가?

치매는 함께 사는 가족이라면 알아차리기가 쉽습니다. 매일 먹던 음식 맛에 문제가 생기니까요. 문제는 혼자 사는 어르신들입니다. 앞에서 언급한 어르신처럼 혼자 사는 경우, 아무래도 먹는 것이 소홀해져서 연쇄적으로 문제가 발생하게 됩니다. 음식을 할 수 없으니 잘 먹을 수 없고 심지어는 음식이 상했어도 알아채지를 못해서 상한 음식을 먹는 일도 벌어집니다.

① 충분한 관심을 보이세요.

 부모님이 혼자 사신다면 자녀들은 자주 방문해서 냉장고를 비롯해 집안 곳곳을 잘 살펴보아야 합니다.

 한 가지 주의해야 할 것은 전화로 통화하면서 확인하는 일은 별 도움이 되지 않는다는 사실입니다. 전화로는 치매를 알 수 있는 단서들을 콕 잡아내기가 쉽지 않기 때문입니다. 우리가 뭔가를 하면서 전화를 받아도 상대방이 어지간해서는 눈치채기 어려운 것처럼요.

 그래서 우리는 더더욱 치매 상식이 필요한데, 치매를 제대로 알지 않으면 치매임을 알려 주는 단서들을 놓쳐버리기 쉽습니다. 이를테면 매사에 고집을 부린다든지, 말할 때 각을 세우기도 하고요. 누군가의 싫은 모습이 마음에 걸리면 그 사람에 대해 계속 좋지 않은 말을 합니다. 그래서 가족들은 '우리 어머니가 나이 들수록 괴팍해지는 성격 같다'라고만 생각하지요.

② 말을 주의 깊게 들어주세요.

 치매임을 알 수 있는 또 한 가지 단서는 대화할 때 본인이 원하는 단어를 떠올리지 못해서 계속 '그거', '있잖아', '왜', '거기서'처럼 두루뭉술한 말을 많이 한다는 사실입니다. 상황에 맞지 않는 단어를 사용하기도 합니다.

예를 들면 사과를 먹으려고 포크를 달라고 하고 싶은데 "딸, 사과 먹게 숟가락 좀 줘"라는 식으로요. 했던 말을 계속 반복하기도 하지요. 말하는 것만이 아니라 상대방의 말을 듣고 이해하는 일도 점점 힘들어집니다. 하지만 이런 모습은 처음 보거나 가끔 만나는 사람보다는 평상시 서로 가깝게 지내는 관계일 때 알아차리기가 훨씬 쉽습니다.

③ 바깥 활동을 얼마나 하는지 살피세요.

마지막으로 모임도 많고 활동적인 사람이었는데, 갑자기 사람을 피하고 종일 집에서 혼자 있으려고만 하는 경우입니다. 기억력에 문제가 생겨 모임에서 실수를 여러 번 했고 자신도 어렴풋하게나마 실수를 느꼈기 때문입니다. 혼자 살거나 평소에 내향적인 사람이라면 이런 것까지 남들이 알아채기는 쉽지 않을 테니까요.

방관자 효과와 치매

'치매임을 알려 주는 단서들'이라는 주제를 생각할 때 퍼뜩 떠오른 심리 이론이 '방관자 효과'입니다. 주위에 사람들이 많을수록 어려움에 처한 사람을 도우려고 하지 않는 현상을 뜻하는 심리학 용어입니다.

많은 연구 결과를 보면, 도와줄 수 있는 형편인데도 주위에 사람이 많으면 많을수록 다가가 도와줄 확률은 낮아지고, 설령 도와준다고 해도 도와주는 행동을 하기까지 꽤 오랜 시간이 걸린다고 합니다. 아마도 주위에 사람이 많으니까 자신이 아니어도 다른 사람이 도와준다고 생각했기 때문일 것입니다.

방관자 효과라는 심리 이론이 생겨난 배경은 이렇습니다. 1964년 미국 뉴욕에 살던 28세의 여성인 키티 제노비스Kitty Genevese는 직장에서 집으로 돌아가는 길에 괴한의 습격을 받아 칼에 찔려 사망했습니다.

이 사건이 보도되자 사람들은 큰 충격을 받았습니다. 왜일까요? 범행 장소가 후미진 골목이 아니라 번화가 지역이었기 때문입니다. 거기다가 제노비스는 비명을 지르며 살려달라고 소리를 질렀지만, 그 소리를 듣고 달려온 사람은 아무도 없었습니다.

결국, 사건이 발생하고 30분이 지나고 나서야 누군가 경찰에 신고했습니다. 다들 '내가 하지 않아도 다른 누군가가 신고하겠지'라고 생각했기 때문입니다. 또 앞에서 살려 달라는 소리를 듣고도 아무도 달려오지 않았다고 합니다. 이것도 '내가 하지 않아도 다른 누군가가 도와준다'라고 생각했기 때문입니다.

우리 이웃에 있는 치매 환자를 볼 때도 그런 현상이 나타날 수 있습니다. 관계 속에서 상대방의 행동이 예전과 달리 많이 이상할 때가 있지요. 이를테면 전과 달리 가까운 이웃을 못 알아볼 때가 있는데, 이것도 치매임을 알려 주는 단서가 됩니다.

치매가 생기면
이런 능력이 사라져요

앞에서 이미 여러 번 언급하였듯이 치매는 여러 원인에 따른 뇌 손상으로 전반적인 인지 기능에 장애가 생겨서 일상생활을 원활하게 유지할 수 없는 상태를 말합니다. 일상생활을 유지할 수 없다면 치매가 오기 전에는 할 수 있던 일을 치매가 오고 나서는 하지 못하게 되었다는 의미이기도 합니다.

한편 치매의 전 단계인 경도인지장애에서는 기억력에만 문제가 있고 전반적인 인지 기능은 아직 정상 범위에 해당하기 때문에 아직은 일상생활이 가능합니다.

인지 기능이란 우리가 환경과 상호작용하면서 정보를 인식하여 저장하거나 처리하는 등의 능력을 말합니다. 인지 기능의 저하를 뜻하는 인지 기능 장애에는 기억 장애, 언어 장애, 지남력 장애, 시공간 능력 장애, 실행 능력 장애 등이 있습니다.

알츠하이머성 치매의 초기 증상이기도 한 기억 장애에 대해서는 앞 장에서 기술했으므로 여기에서는 그 외의 인지 기능 장애에 대해 설명하겠습니다.

언어 장애
: "딸, 12시 눌러야지"

치매 초기에 나타나는 언어 장애는 주의를 기울이지 않으면 알아차리기 쉽지 않습니다. 왜냐하면 사람이나 사물 이름이 반복해서 떠오르지 않는다는 것을 본인도 알기 때문입니다. 그래서 "저것 좀 줘"라고 한 뒤에 "이제 늙었나 봐" 또는 "지난번에 아프고 난 뒤로는 단어가 잘 생각 안 나" 하는 식으로 그럴듯하게 핑계를 댑니다.

물론 그런 자신의 모습을 부정하고 싶은 마음도 크겠지요. 때로는 엘리베이터 안에서 12층을 누르라고 말한다는 것이 "딸, 12시 눌러야지"라고 태연하게 말할 때도 있습니다. 이런 언어 장애도 치매임을 알 수 있는 단서가 됩니다.

말할 때뿐만이 아니라 들을 때도 문제가 생겨서 점점 상대방이 하는 말뜻을 잘 파악하지 못하게 됩니다. 그래서 상대방이 길게 말하면 겨우 대답한다든지 아니면 어떤 주제를 놓고 토론하기를 점점 더 어려워할 수밖에 없습니다.

지남력 장애
: 아들을 남편으로 착각한다

지남력 장애는 자신을 둘러싼 환경에 대한 인식 장애가 생기는 것입니다. 그래서 시간이나 장소, 사람을 제대로 구별하지 못합니다. 그중에서 가장 먼저 손상되는 기능은 시간입니다.

오늘이 몇 월 며칠인지 또는 무슨 요일인지 파악이 안 되니까 치매가 오면 전에는 잘 챙겨 먹던 약도 먹지 않고 건너뛸 때가 많습니다. 치매가 더 진행되면 계절에 대한 개념이나 덥고 춥다는 감각도 무뎌집니다. 그래서 한여름에도 부츠를 신고 외출하는 일이 벌어지지요.

장소나 사람도 마찬가지입니다. 치매가 오면 새롭게 사람을 사귈 수도 없지만 최근 기억부터 조금씩 사라지니까 이따금 만났던 사람은 알아보지 못합니다. 좀 더 진행되면 과거 기억만 남고 그것을 현재처럼 여깁니다. 이를테면 남편과 결혼했을 당시의 기억만 남아 자신이 아들을 낳았다는 사실도 기억에서 지워 버리지요. 아들을 남편으로 착각해 남편처럼 대하기도 합니다. 그러다가 말기에 이르게 되면 거울에 비친 자기 자신도 알아보지 못해서 낯설어 합니다.

시공간 능력 장애
: 동네가 이국땅처럼 느껴진다

시공간 능력 장애는 익숙한 공간을 지각하는 능력이 점점 떨어지는 것을 말합니다. 그래서 집으로 돌아오는 지하철이나 버스에서 내리면, 마치 낯선 이국땅에 혼자 남겨진 듯 당황해합니다. 어느 방향으로 가야 할지 갈피를 잡지 못하고 쩔쩔매기도 합니다.

실제로 지하철을 타고 가다가 환승을 어떻게 하는지 몰라서 자식에게 전화했다는 이야기도 들었습니다. 치매가 점점 진행되면 말도 안 되는 일 같지만 집안에서도 화장실을 찾지 못하는 일이 벌어질 수 있습니다.

실행 능력 장애
: 문을 어떻게 여는지 모른다

실행 능력 장애는 감각이나 운동신경에는 이상이 없는데 어떤 일을 수행하지 못하는 것을 말합니다. 일상적으로 해왔던 일을 갑자기 하지 못하게 되는 상태가 되지요.

저희 어머니의 경우 공중 화장실에서 문을 잠그거나 열지 못하는 일도 생겼습니다. 어느 치매 어르신은 전기 장판의 전원을 어떻게 눌러야 하는지 몰라서 늘 춥게 주무시다가 병이 났다고 합니다.

또 다른 경우로 운동화를 신기는 했는데 신발 끈을 어떻게 묶어야 할지 몰라서 당황해하는 치매 환자도 보았습니다. 목욕탕에서 온수가 나오게 하려면 어느 쪽으로 돌려야 하는지 모르거나 아니면 샤워기에서 물이 나오게 하는 방법을 몰라 헤매기도 합니다.

어느 분은 치매가 온 뒤에 제일 먼저 실행 능력 장애가 나타났다고 합니다. 그분은 요리부터 가장 먼저 손을 놓게 되었는데, 이분의 직업이 요리사였기에 더욱 안타까웠습니다.

치매가 좀 더 진행되면 옷을 입는 방법이나 순서도 헷갈립니다. 그래서 티셔츠나 바지를 뒤집어 입기도 하고 때로는 앞뒤 구분을 어려워합니다. 또는 우유나 커피를 마시고 나서 컵을 물에 씻지도 않고 그 상태로 식기 건조대에 올리기도 하고요. 칫솔질하고 칫솔을 물에 씻지 않고 그냥 칫솔걸이에 걸어 놓는데, 이러한 모든 것이 실행 능력 장애에 해당합니다.

마지막으로 전두엽 기능에 문제가 생기면 어떤 계획을 세우고 실행하기 위해 논리적으로 생각한다든지 아니면 판단하는 일이 점점 어려워집니다. 그래서 어떤 모임을 주선하거나 여행 계획을 세운다든지 하는 일은 할 수 없게 됩니다.
상황이 이렇다 보니 자발적인 행동은 감소할 수밖에 없고 주로 집에만 있으려 합니다. 또 한 가지는 전두엽의 주요 기능인 감정 조절이 잘되지 않아서 벌어지는 일이 많습니다. 관계 속에서 상황에 맞지 않게 버럭 화를 낼 수 있고 그런 일이 계기가 되어 관계가 단절되는 일도 벌어집니다.

지금까지 살펴보았듯이 인지 기능 장애가 나타나면 일상생활의 다양한 영역에서 어려움이 초래되는데, 이런 어려움들을 미리 알아두면 치매 환자를 대하기가 훨씬 수월해지겠지요.

해석 수준 이론과 치매

인지 기능 장애에 대한 부분을 읽으면서 어떤 생각이 들었나요? '인지 기능에 장애가 오면 사람 구실을 못하게 되는 거네'라는 생각이 들었나요? 아니면 "그러니까 치매 걸리지 않도록 지금부터 열심히 노력해야겠어" 또는 "치매가 오면 어쩔 수 없지 뭐. 비를 손바닥으로 막을 수 있나?"라고 이야기를 하셨나요?

우리는 같은 것을 보고도 시간적 거리에 따라 해석이나 결정을 달리할 수 있습니다. 예를 들어 우리가 가까운 동남아가 아니라 저 멀리 북유럽이나 남미 같은 곳으로 여행을 간다고 가정해 봅시다. 여행을 가기 6개월 전과 여행을 가기 2, 3일 전하고는 느껴지는 감정이나 준비해야 하는 것이 다를 테지요.

여행을 가기 6개월 전이라면 가려는 곳과 관련된 자료를 찾아보며 여행 계획을 짭니다. 이것저것 사기도 하고 하나씩 차근차근 준비하면서 여행이란 단어만 떠올려도 마음이 설레지요. 하지만 막상 여행을 며칠 앞두고 있을 때는 '이걸 다 어떻게 들고 다니나?'라는 걱정부터 '가서 계획대로 잘 다닐 수 있을까?'라는 걱정까지 듭니다. 이처럼 어떤 일이든 시간상으로 거리가 있을 때와 막상 눈앞에 닥쳤을 때는 그 느낌과 평가 그리고 행동이 달라지기 마련입니다.

치매 환자의 핵심 증상인 인지 기능 장애를 바라보는 시각도 지금 책을 읽는 독자의 나이에 따라 다를 테지요. 더욱이 과거의 경험이나 현재 치매 환자와 생활하는지 아닌지에 따라서도 다를 것입니다. 이렇게 어떤 대상을 바라보며 시간적 거리, 공간적 거리 그리고 사회적 거리에 따라 이어지는 판단이나 태도, 행동 등이 달라지는 현상을 '해석 수준 이론'이라고 합니다.

이 이론은 다양한 곳에 적용할 수 있습니다. 예를 들어 카페에서 커피를 마셔도 어떤 사람은 바로 내야 하는 비용을 생각하며 커피 한 잔 값이 너무 비싸다고 하지만 또 다른 사람은 그만큼의 가격으로 눈도 호강하고 귀도 호강하고 입도 호강을 하는 호사를 누릴 수 있으니 그 정도면 하나도 아깝지 않다고 말합니다.

찰리 채프린Charles Chaplin이 그랬나요? '인생은 멀리서 보면 희극이고 가까이서 보면 비극'이라고요. 치매도 그렇습니다. 가족 중에 치매 환자가 있으면 여러 고통이 뒤따라옵니다. 치매 환자를 돌보는 비용도 만만치 않고 체력적으로도 한계가 느껴집니다. 거기다가 형제간에 의견이 맞지 않으면 돌이킬 수 없을 정도로 관계에 금이 가기도 합니다.

이럴 때는 망원경으로 보듯 그렇게 나의 상황을 보면 좋겠습니다. 그러면 치매 환자를 돌보는 일이 지금은 힘들지만, 궁극적으로는 삶에 의미를 부여하는 희극이 될 수 있습니다.

반면에 치매 환자를 돌보면서 웃음 짓게 만드는 일이 생기면 아무리 작아도 그 작은 기쁨에 초점을 맞추어 현미경으로 보듯 들여다본다면, 말할 수 없는 큰 기쁨과 행복이 느껴질 것입니다. 부디 우리 모두 '인생은 희극' 또는 '인생은 비극'이라는 이분법에 빠지지 않고 해석 수준 이론처럼 내가 처한 상황에서 해석을 달리하면서 바라보면 좋겠습니다.

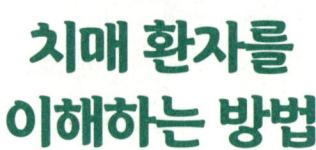

치매 환자를 이해하는 방법

 치매는 어떤 하나의 질병 명이 아니라 여러 증상이 한꺼번에 나타나는 '증상들의 묶음'이라고도 볼 수 있습니다. 앞 장에서 살펴본 네 가지 인지 기능 장애는 대부분의 치매 환자들에게서 공통으로 나타나기 때문에 '핵심 증상'이라 부릅니다.

 반면에 '주변 증상'이라고 불리는 것들이 있지요. 여기에는 공격적인 행동이나 소리 지르고 욕하는 것, 초조 행동이나 망상, 적절하지 못한 배설 행동 등이 해당합니다. 주변 증상들이 치매 환자 모두에게서 나타나지는 않습니다. 다시 말해 주변 증상들은 치매 환자의 성격이나 지금까지 살아온 환경적인 배경, 억누른 감정의 정도에 따라 심하게 나타나기도 합니다. 또 거의 나타나지 않는 사람도 있습니다.

흔히 '치매만은 피해갔으면' 하고 생각하는 이유도 바로 이런 주변 증상들 때문입니다. 이런 증상이 너무 심하면 돌보는 가족도 대응하기 힘들어서 급기야는 환자를 시설로 보내기도 합니다. 반면에 이런 증상이 별로 나타나지 않거나 아주 약하게 나타날 때 우리는 '예쁜 치매'라고 부르지요.

이런 주변 증상의 정식 명칭은 '정신행동 증상(Behavioral and Psychological Symptoms of Dementia, BPSD)'입니다. 정신행동 증상은 증상의 종류에 따라 이상행동과 심리 증상으로 나누어집니다.

치매 환자가 공격적 행동을 보이는 이유는?

정신행동 증상의 예를 들면 "자신의 물건이 없어졌다"라며 내놓으라고 성질을 부리지요. 설령 가까운 가족일지라도 도둑으로 몰면서 그를 향해 욕을 하거나 아니면 신체적인 폭력을 행사할 때도 있습니다. 이처럼 가족이나 돌보는 사람이 치매 환자인 자신의 마음을 잘 이해해 주지 못한다고 느끼면 행동이 걷잡을 수 없을 정도로 거칠어지기도 합니다.

저의 경험을 예로 들면 어머니에게 목욕하자고 할 때 어머니는 대개 싫다고 하는데, 그러면 저는 어머니에게서 냄새가 나니까 목욕을 해야만 한다고 설득합니다. 하지만 어머니는 "내가 왜 냄새가 나냐?"라며 '안 씻겠다'라고 하지요. 그래도 씻자고 재촉하면 어머니는 싫다고 소리를 지르기도 하고 아니면 제 손을 뿌리치고 방으로 들어가 버립니다.

이러한 공격적 행동은 어쩌면 정당한 것입니다. 치매 환자는 냄새를 잘 감지하지 못하니까 어머니 말대로 자신이 왜 씻어야 하는지 이해가 안 될 테니까요. 언어로 표현하는 일은 더더욱 안 되니까 공격 행동을 보일 테고요. 다시 말해 '냄새가 난다'라는 부정적 표현이 어머니의 자존심을 건드렸고 그래서 반사적으로 소리를 지르고 방으로 들어간 것이지요.

이런 경우에 어떻게 하면 좋을까요? 시간이 조금 지난 뒤에 목욕하자고 다시 한 번 권해 볼 수 있습니다. 물론 두 번, 세 번 어느 때는 그다음 날까지 기다려야 할 때도 있지만, 어쨌든 치매 환자의 기분을 배려하는 것이 우선이라고 생각합니다. 저뿐만이 아니라 다른 사람들의 경험을 들어봐도 비슷합니다.

때로는 내일 손자가 오니까 씻자고 할 때도 있고 아니면 병원에 가야 하니까 씻자고 하면 순순히 욕실로 들어갈 때도 있습니다. 하지만 시설에서는 이렇게까지 할 수가 없으니까 치매 환자가 공격적 행동을 더 자주 나타낼 수밖에 없겠지요.

편안한 환경이 아니면 불안해한다

치매 환자는 주변 상황을 제대로 인식하는 능력이 떨어지니까 웬만큼 편안한 환경이 아니면 마음이 불안해서 가만히 있지 못하고 어떤 말이나 행동을 반복합니다. 저희 어머니의 경우 저랑 있을 때조차도 "나, 아들 집 가고 싶다"라는 말을 이따금 하십니다. 그럴 때면 "지금 엄마 아들도 며느리도 회사 가고 아무도 없어요"라고 합니다. 그래도 가자고 우기면 일단 집 밖으로 나가는데, 막상 나오면 금세 왜 나왔는지 그 이유를 잊어버린 채 걷습니다. 그러다 보면 어머니의 불안한 마음이 가시고 기분 전환도 되는 모습을 봅니다.

치매 환자가 불안해하는 또 다른 이유는 자신의 안전을 걱정하기 때문입니다. 논리적으로 생각하거나 합리적인 판단을 못하기 때문에 무의식적으로 불안이 올라오지요. 저희 어머니는 제가 방문하지 못하는 날은 방에서 거실로 나와 5~10분 정도 앉아 있다가 다시 방으로 들어가는 행동을 열 대번 반복한다고 합니다.

이런 경우, 어머니 마음은 밖으로 나가고 싶은데 현관문이 잠겨서 열 수 없고 딸이 오지 않는 날이라는 사실을 파악할 수 없으니까 불안해서 나오는 행동입니다. 돌보는 사람이 밖으로 모시고 나가든지 아니면 주의를 다른 데로 돌려서 함께 노래하거나 놀이를 하는 등 활동을 하면 치매 환자의 불안을 낮추는 좋은 방법이 될 수 있습니다.

감정을 알아주는 것이 먼저이다

망상은 치매 환자에게서 흔히 나타나는 증상입니다. 다시 말해 치매 환자는 어떤 문제가 발생하면 해결해야 하는데 기억을 잃어버렸으니 막막하겠지요. 그래서 잃어버린 기억을 보충하기 위한 일종의 자기방어적인 말과 행동을 하게 됩니다. 이를테면 밥을 먹고도 먹지 않았다고 우기기도 하고, 아니면 돈 봉투나 지갑을 놓은 장소를 기억하지 못해서 자신의 돈을 누군가가 훔쳐 갔다며 내놓으라고 합니다.

두 경우 모두 망상이 생긴 원인은 기억상실입니다. 즉 밥을 먹긴 했는데 먹었다는 기억이 없으니까 그 잃어버린 기억을 보충하려는 나름의 노력이 "돌보는 이가 밥을 주지 않았다"라고 우기는 것입니다.

이럴 때는 논리적으로 설명하려 들지 말고 치매 환자의 말을 있는 그대로 인정해 주고 또 치매 환자의 감정을 충분히 알아주는 것이 먼저입니다.

왜냐하면 치매 환자도 정상인과 똑같이 감정을 느낄 수 있기 때문입니다. 즉 치매 환자에게 인지 기능은 저하됐지만, 희로애락의 감정은 그대로 남아 있습니다. 그렇기에 치매 환자가 느끼는 감정을 알아주는 것이 먼저입니다. 돈을 찾았을 때도 치매 환자의 잘못이라고 반박하려 들지 말고 "돈 봉투를 찾았으니 이제 됐지요?"라며 마음을 안심시키는 말로 넘어가면 좋습니다.

치매 환자는 때로 적절하지 못한 배설 행동을 하기도 합니다. 이를테면 산책하러 갔다가 오줌이 마려우면 다른 사람의 시선도 아랑곳하지 않고 볼일을 보려 하지요.

지금까지 설명한 주변 증상들을 보면 적절하지 못한 배설 행위일지라도 치매 환자의 인성 문제가 아니라 망가진 뇌 때문에 그 기능을 제대로 수행하지 못해 발생한다는 것을 알 수 있습니다. 따라서 이런 상황에 부딪히게 되었을 때는 치매 환자가 수치심을 느끼지 않도록 최대한으로 배려하면서 대응해야겠습니다.

부메랑 효과와 치매

부메랑은 오스트레일리아의 원주민들이 새를 잡을 때 사용했던 도구입니다. 활처럼 굽은 나무 막대기로 목표물에 맞지 않으면 되돌아오는 구조물로써, 부메랑을 던진 자신이 공격을 받을 수 있는 도구지요. 그래서인지 우리는 마음먹은 대로 되지 않는 반대의 결과를 '부메랑 효과'라고 부릅니다.

예를 들어 우리가 수십 년 동안 편리하다는 이유로 사용한 플라스틱은 결국 우리에게도 돌아옵니다. 바다로 유입된 잘게 부서진 미세 플라스틱을 플랑크톤이 먹으면 먹이사슬에 의해 해양 생물들이 미세 플라스틱을 삼키는 것과 같지요. 그 결과 우리가 즐겨 먹는 생선이나 굴, 조개 등에서도 미세 플라스틱이 검출되고요. 편리함을 추구하여 만들어 낸 플라스틱이 부메랑이 되어 다시 인간에게 돌아왔다고 할 수 있습니다.

치매 환자가 보이는 주변 증상들도 마찬가지입니다. 앞에서 설명하였듯이 공격적 행동이나 초조 행동, 망상으로 인한 치매 환자의 이상행동을 이해하거나 공감하려 들지 않고 억지로 막으려 들수록 그 행동들은 더 과격해지고 또 거칠어집니다. 그러다 결국 갈 데까지 가버려서 치매 환자나 돌보는 이 둘 중 한 사람이 어떤 식으로든 나가떨어지고 말지요. 따라서 억지로 어떤 행동을 하게 하거나 반대로 못하게 하면 서로에게 아무런 유익이 되지 못합니다.

부메랑 효과는 웨슬리 슐츠Wesely Schultz가 처음 이야기했습니다. 그는 미국 캘리포니아의 한 지역에서 전력 소비량이 많은 가구의 전력 사용을 줄일 목적으로 각 가정의 전력 소비량을 이웃들의 평균 전력 소비량과 비교한 자료를 배포했습니다.

3주 뒤에 다시 전력 소비량을 측정하니 전력 사용량이 평균보다 많았던 가구는 전력을 절약했지만, 평균보다 전력 소비량이 적었던 가구들은 '우리 집만 너무 아껴 썼나!' 하는 생각으로 3주 전보다 전력 소비량이 늘어났다고 합니다. 부메랑 효과가 나타난 것입니다.

하지만 부메랑 효과는 꼭 나쁜 방향으로만 흐르지 않습니다. 사랑을 주면 사랑을 돌려받듯이, 감사는 감사를 낳듯이 긍정적인 효과도 있습니다. 치매 환자에게도 적용할 수 있겠지요.

이를테면 치매 환자를 돌볼 때 치매 환자가 보이는 사소한 행동, 그러니까 그가 웃으며 반응을 보이면 기뻐하고 또 입으로 고마움을 말해 봅시다. 그러면서 치매 환자도 돌보는 사람도 감사할 일이 자꾸자꾸 생긴다는 사실을 기억해 보세요.

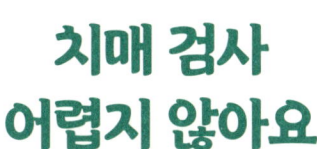

치매 검사
어렵지 않아요

앞 장에서 치매임을 알아차릴 수 있는 단서에 대해 살펴보았습니다. 그처럼 함께 생활하는 가족이나 가까운 지인이 볼 때 '저 행동은 좀 이상하다. 혹시 치매인가?'라는 생각이 들 때가 있을 것입니다. 그럴 때는 '다음에 검사 한번 받자고 말해야지'라고 생각하면서 미루지 말고 즉시 서둘러야 합니다. 치매 검사를 하지 않고 있다가 나중에 치매가 많이 진행되어 큰 문제가 생기면 떠나버린 기차를 보며 후회하는 듯한 상황에 맞닥뜨릴 수 있습니다.

다양한
치매 선별검사

치매 검사를 위해 가장 쉽게 방문할 수 있는 곳은 거주지 보건소 내에 있는 치매안심센터입니다. 치매안심센터는 2017년 치매국가책임제 시행 이후 현재까지 전국 256개 시, 군, 구 보건소에 설치되었습니다.

이곳에서는 치매 환자와 그 가족을 위해 여러 일을 담당하는데, 무료로 '치매 선별검사'를 받을 수 있기에 중요합니다. 물론 치매 검사를 받기 위해 바로 병원으로 갈 수도 있지만 병원에서는 유료로 검사를 받아야 합니다. 치매안심센터에서는 60세 이상은 무료로 치매 검사를 해 줍니다.

치매 선별검사를 하고 바로 치매 진단이 나오지는 않습니다. 말 그대로 치매 검사가 필요한 사람들을 선별하기 위한 것이지요. 어떤 분은 경로당에서 치매 검사를 했는데 자신은 치매가 아니라고 나왔다며 좋아합니다.

하지만 선별검사는 '간편(간이) 치매 검사'일 뿐입니다. 점수는 괜찮게 나왔더라도 실제로는 얼마든지 기억과 인지 기능에 문제가 있을 수 있습니다. 또 점수가 애매하게 경계선에 걸쳐서 그 자리에서 확실하게 판단을 내리기 어려울 때도 있습니다. 어쨌든 선별검사는 정확한 치매 검사는 아니라는 점을 기억해야겠습니다.

선별검사에는 인지 기능 장애 검사(KDSQ-C), 인지 선별검사(CIST), 간이 정신상태 검사(MMSE) 등이 사용되고 있습니다. 그중에서 인지 선별검사(Cognitive Impairment Screening Test, CIST)를 간단히 소개하면, 국가 치매 검진 사업에 활용이 쉽도록 보건복지부에서 새로 개발한 것입니다. 2021년 1월 1일부터 보건소 치매안심센터 등에서 치매 선별을 위한 도구로 활용되고 있습니다.

인지 선별검사는 총 4면으로 구성되어 있습니다. 1면과 2면은 검사자가 읽고 기록하는 면이고 3면과 4면은 대상자에게 제시하는 면입니다. 검사는 총 13개 문항으로 구성되며 시간은 약 10분 정도 소요됩니다.

검사는 대상자와 검사자가 1대 1로 마주 보고 앉아 진행되며 총점은 30점으로 점수가 높을수록 인지 기능이 양호하다는 것을 말해 줍니다. 평가 영역은 지남력, 기억력, 주의력, 시공간 기능, 언어 기능, 집행 기능으로 총 6가지입니다.

이 선별검사를 통해 인지 기능이 많이 저하되었다고 판단되면 비로소 치매 진단검사를 받게 됩니다. 이 말은 치매안심센터와 연계된 협력병원에서 선별검사의 다음 단계인 진단검사와 감별검사를 받게 된다는 의미입니다.

진단검사와 감별검사

진단검사로는 CERAD-K(한국판 CERAD 평가집) 검사와 SNSB-Ⅱ(서울신경심리검사 2판) 등이 사용되는데, 협력 병원에서 의사는 이 검사 결과를 토대로 치매 여부를 결정합니다.

이런 과정을 거쳐 치매로 진단이 되면 의사는 치매의 원인을 구체적으로 파악하기 위해 '감별검사'라 불리는 뇌 영상 검사(MRI)와 혈액검사 또는 PET(뇌세포의 대사율을 보는) 검사를 합니다. 뇌의 구조적인 모양을 보는 MRI를 통해 뇌의 해마를 들여다보기도 하고 뇌혈관의 상태는 어떤지 자세히 살펴보다가 문제를 제거하면 치매가 아주 쉽게 치료되기도 합니다.

어떤 분은 MRI 검사를 엄청나게 중시합니다. 그러나 실제로는 치매가 심한데도 MRI 검사에서는 정상으로 나올 때도 있고 반대로 MRI 검사는 엉망이지만 일상생활에서는 아무 문제가 없기도 합니다. 실제로 《우아한 노년》이라는 책을 보면 미국 켄터키 주립대학교 데이비스 스노돈David Snowdon 박사가 1986년 수녀들을 대상으로 한 치매 분석에서도 그런 일이 벌어졌지요.

지금까지 설명한 세 가지 단계의 치매 검사도 중요하게 여겨야겠지만, 무엇보다도 가족 또는 치매 환자와 가까이 지내는 사람들이 가까이서 보고 말해 주는 것이야말로 치매 진단의 중요한 단서가 될 수 있음을 명심해야겠습니다.

치매 진단을 받고 해야 할 것

치매로 진단이 나오면 치매안심센터에서는 치매 환자와 가족이 이용할 수 있는 서비스와 정부의 지원 정책을 안내하는데, 이 안내받은 정보를 바탕으로 치매 환자를 위한 돌봄 계획을 세울 수 있습니다.

흔히 가족 중에 치매 환자가 생기면 배우자나 자녀들이 전적으로 돌봄을 책임지려고 하는데, 치매 환자를 돌보는 일은 참으로 쉽지 않습니다. 생각보다 치매 환자를 돌보는 기간도 길고 또 시간이 갈수록 치매의 진행 정도가 점점 심해져서 돌보는 사람도 지치기 때문입니다. 따라서 노인 장기요양 서비스를 이용하는 것도 치매 환자를 잘 돌보기 위한 대안이 될 수 있습니다.

노인 장기요양 서비스 분류

1. 시설 급여: 장기요양 기관에 입소해서 받는 목욕, 식사, 기본 간호, 치매 관리 주야간 보호 서비스
2. 재가 급여: 방문요양 방문간호 등 집에서 받는 장기요양 서비스

    노인 장기요양 서비스란 고령이나 노인성 질병(치매, 뇌 혈관성 질환, 파킨슨병 등)으로 6개월 이상 다른 사람의 도움 없이는 일상생활이 어려운 어르신에게 신체 활동 및 가사 활동, 인지 활동 지원 등의 서비스를 제공하는 것으로 위의 그림처럼 크게 시설급여와 재가급여가 있습니다.

    이런 서비스를 받기 위해서는 먼저 장기요양 인정을 신청해야 합니다. 흔히 알고 있는 '장기요양 등급을 신청한다는 말과 같은 의미입니다. 장기요양 등급을 받기 위해서는 국민건강보험공단을 직접 방문하거나 인터넷으로 신청을 하면 됩니다. 보통은 치매 환자 본인이 직접 하지 않고 가족이나 대리인이 신청하는 경우가 많습니다.

    이렇게 신청하면 신청일로부터 1~2주 내로 공단 직원분이 집으로 직접 방문해서 간단한 문진검사를 하게 됩니다. 이를테면 어르신이 일상생활에서 얼마나 불편을 겪는지에

대한 평가를 한다고 볼 수 있습니다. 그런 다음 의사 소견서를 떼어 제출하라고 하는데, 의사 소견서는 치매 환자가 다니는 병원이나 치매 진단을 내린 병원에서 발급받으면 됩니다.

그러면 등급 판정 위원회에서는 공단 직원이 제출한 장기요양 인정 점수와 의사 소견서를 합쳐서 등급 판정을 내립니다. 장기요양 인정 등급은 1등급에서 5등급까지 있고 거기에 인지 등급까지 총 6개의 등급으로 나누어집니다.

여기서 인지 등급이란 다른 문제들은 거의 없는데 기억력과 인지 기능에만 약간 문제가 있는 것을 말합니다. 등급에서 숫자가 높은 1, 2등급일수록 도움이 많이 필요함을 의미합니다. 등급에 따라 받을 수 있는 서비스도 조금씩 다릅니다.

낙인효과와 치매

치매 검사는 검사를 받는 당사자나 가족 모두가 아니기를 바라면서 검사를 받습니다. 하지만 결과가 치매로 진단되었을 때의 심정은 말로 표현하기 힘듭니다. 평생을 '치매 환자'

라는 꼬리표를 달고 살아야 할 뿐만 아니라 그 꼬리표는 사람을 가두기 때문입니다.

'낙인효과'라는 심리 이론이 있습니다. 이것은 사회적 편견에 의해 어떤 사람에게 부정적인 낙인이 찍히면 싫든 좋든 낙인 프레임에 갇혀서 그에 걸맞은 사람이 되는 현상을 말합니다. 이를테면 누군가에게 "넌 왜 그렇게 하는 짓마다 바보 같니?" 하고 '바보'라는 낙인을 찍으면 그 사람은 진짜로 바보가 됩니다.

'낙인'이란 단어는 고대 사회에서 노예나 죄수들의 신체에 찍었던 낙인에서 유래되었습니다. 그 뒤에는 어떤 가축이 자신의 소유임을 알리기 위해 쇠도장을 불에 달궈서 가축의 엉덩이에 찍기도 했는데, 지금도 고기를 사면 불도장을 찍은 표시가 붉은색으로 된 모습을 종종 볼 수 있지요.

이렇게 시작된 낙인은 1960년대 미국의 사회학자인 하워드 베커Howard Paul Becker에 의해 '낙인효과'라는 심리 이론으로 탄생했습니다. 베커는 사회를 유지하기 위한 제도적 장치들이 오히려 범죄를 유발한다고 주장했지요.

실제로 그런 경우가 허다합니다. 예컨대 한번 감옥에 갔다 온 사람은 '범죄자'라는 낙인이 찍혀서 다시 일할 기회를 얻기가 쉽지 않습니다. 그래서 사회에 적응하기가 쉽지 않고 그런 상황이다 보니 또다시 범죄를 저지를 가능성이 일반인들보다 커진다고 합니다.

예를 들어 독서 모임에 참여했다고 가정해 봅시다. 처음 모임을 시작하기 전에 우리는 마음속으로 자신도 모르게 사람들을 평가합니다.

'저 사람은 꽤 지적으로 보이는데. 평소에 책을 많이 읽는 사람 같아'라거나 아니면 '저 사람은 춤추러 가야지 여기 책 읽는 모임에 올 차림새가 아닌 거 같은데'라는 식으로 별것 아닌 것 같지만 한 명, 한 명 나름의 낙인을 찍게 됩니다. 그러고는 이 수업에 여러 번 참여하면서 자신의 편견이 얼마나 잘못된 것인지를 깨닫기도 하지요.

우리는 이처럼 사람들을 만날 때 그 사람의 옷차림만 보고도 낙인찍기를 하려 드는 경향이 있는데 치매 환자를 만날 때는 어떤가요?

시선 때문에 더 아프다

'치매'라는 꼬리표가 주는 낙인효과는 참으로 어마어마하게 가혹합니다. 어느 때는 옆에조차 가지 않으려 하지요. 하지만 이 세상에 완벽한 사람은 없습니다. 치매든 아니든 어떤 사람에게 부정적인 낙인을 찍는 일이 없도록 좀 더 포용적 시선이 필요해 보입니다.

치매 약이 주는 긍정적 효과들

 지금까지 치매에 대한 인식 개선을 강조했습니다. 치매에 대한 전반적인 부정적 인식도 바뀌어야 하지만, 우리가 치매에 대해 오해하는 것도 참 많습니다. 그중 하나가 치매 약입니다. 그러니까 치매는 완치가 안 되기 때문에 약을 먹어도 어쩔 수 없다며 치매가 의심스러워도 치매 검사를 받으려 하지 않습니다. 막상 치매라는 진단을 받아도 뭔가 조처를 하기는커녕 도움조차 마다하는 사람들이 있습니다.

 물론 치매에는 '완치'라는 단어를 쓸 수도 없고 아직은 치매를 완벽하게 치료할 수 있는 치료법도 없습니다.

하지만 치매 약은 치매의 진행 속도를 최대한 늦추고 또 치매 증상들도 완화해 줍니다. 다시 말해 치매 환자가 10년 정도 산다고 가정했을 때 치매를 초기, 중기, 말기로 나눌 수 있습니다. 물론 치매 중기를 넘어 말기를 향할수록 말하고 이해하는 능력도 떨어지고 가족들도 못 알아 볼 것입니다. 음식을 씹어 삼키지 못하는 삼킴 장애까지 더해지는 모습을 보면 매우 안타깝습니다.

치매 진행 속도를 많이 늦춘다

'치매 약을 복용하면 진행 속도를 많이 늦출 수 있다'라는 말은 치매 초기에서 중기까지의 기간을 최대한으로 늘릴 수 있다는 뜻입니다. 그러면 치매 환자는 좀 더 오랜 시간 동안 그런대로 삶을 영위할 수 있을 것입니다. 그러면 가족이나 가까운 사람들과 마음을 나누며 행복하게 지낼 수 있는 시간도 당연히 더 길어지겠지요.

그럼 지금부터 어떤 목적으로 치매 약이 사용되는지 구체적으로 살펴보도록 하겠습니다.

① 기억력을 높이는 도네페질, 리바스티그민, 갈란타민 약

먼저 치매 환자가 있는 가족들이 잘 알고 있는 약물로는 도네페질, 리바스티그민, 갈란타민 등이 있습니다. 이 약들은 기억력이나 인지 기능을 높이는 대표적인 약입니다. 좀 더 구체적으로 설명하면 우리 뇌의 해마 근처에서 아세틸콜린이라는 신경 전달 물질이 분비되는데, 아세틸콜린은 새로운 것을 학습할 수 있도록 도와주어서 어떤 것을 암기하면 암기한 것을 잘 기억하도록 돕는 물질입니다.

그런데 치매가 오면 뇌세포가 손상을 입어 줄어드니까 덩달아 뇌세포 사이의 연결망도 줄어들고 그 결과 분비되는 아세틸콜린의 양도 줄어들 수밖에 없습니다. 정상인들의 경

치매 약물 종류

약물 명	상품 명	효과
도네페질	아리셉트정	기억한 것을 잊지 않도록 도와주는 신경 전달 물질이 분해되지 않도록 돕는다.
리바스티그민	엑셀론	뇌세포들이 의사소통을 하는 데 중요한 역할을 하는 물질을 증가시킴으로써 인식 능력을 향상시킨다.
갈란타민	레미닐	중추신경용약으로 알츠하이머 형태의 경등도, 중등도 치매 증상을 치료한다.

우는 분비되는 아세틸콜린의 양이 충분하니까 아세틸콜린이 분해되어 없어져도 괜찮은데, 치매 환자의 경우 뇌에서 분비되는 아세틸콜린의 양도 조금밖에 없지요. 그것마저 분해되면 곤란하니까 치매 약을 통해 아세틸콜린이 분해되지 않도록 돕는 것입니다.

그래서 이 약을 아세틸콜린 분해 효소 억제제라고도 하는데, 이 약을 먹으면 우리의 기억력이나 인지 기능을 도와주는 아세틸콜린이라는 신경 전달 물질이 오래도록 남습니다.

한 가지 기억해야 하는 사실은 치매가 점점 진행되어서 말기 쪽으로 갈수록 뇌세포가 많이 죽기 때문에 그나마 나오던 아세틸콜린도 아주 조금 아니면 아예 나오지 않는다는 점입니다. 그렇게 아세틸콜린이 아예 없으면 아세틸콜린의 분해를 막아주는 약도 필요가 없게 됩니다.

따라서 치매 약은 치매 전 단계라고 할 수 있는 경도인지 장애 때나 치매 초기일수록 효과가 더 크다고 할 수 있습니다. 따라서 매년 건강검진을 받듯이 치매 검사를 받아서 그 시기를 놓치지 않아야 합니다.

이럴 때도 치매 환자에게 약을 처방합니다. 치매로 진단을 받으면 환자에게 가장 먼저 나타나는 증상은 기억력이나 인지 기능에 문제가 생깁니다. 이런 기억력이나 인지 기능의 문제는 시간이 지나면 좀 더 큰 문제를 불러일으킵니다.

　예를 들면 치매 환자의 편에서는 자신의 예금통장을 잘 보관하려고 원래 두었던 장소에서 꺼내서 옷 서랍 밑에 옮겨놓습니다. 그런데 치매가 오면 기억에 문제가 생기니까 새롭게 학습을 하거나 기억하는 일에 문제가 생깁니다. 자신의 예금통장을 옷 서랍 밑에 옮겨 놓았지만, 그 사실을 기억하지 못합니다. 그러다 보니 애매한 사람 이를테면 가족 중 한 사람, 자신을 돌봐주는 사람이 자신의 통장을 훔쳐 갔다고 난리를 치는 일이 빈번히 벌어질 수 있습니다.

　또는 비가 오려고 날이 어둑어둑해지거나 지금 사는 곳이 낯설게 느껴질 때(치매는 최근 기억부터 사라져서 지금 사는 집이 몇 년밖에 되지 않았다면 치매가 진행될수록 더욱 낯설게 느껴지겠지요) 매번 집에 보내 달라고 막무가내로 떼를 씁니다. 잠을 잘 자지 못한다거나 밤낮이 바뀔 수도 있고요. 이럴 때도 상황에 따라 약이 필요합니다.

이상행동도 조절이 가능하다

　치매가 더 진행되면 망상이나 환각 같은 증상이 나타날

수도 있습니다. 그러면 일단은 치매 환자의 편에 서서 이해하는 마음으로 들어주고 공감해 주면 문제 행동이 줄어들거나 사라질 수 있습니다. 치매 환자일지라도 모든 행동에는 다 그럴 만한 이유가 있기 때문입니다. 이럴 때는 그 마음을 알아주기만 해도 이상행동이 줄어들거나 사라집니다.

하지만 들어주고 공감을 해도 이상행동이 사라지지 않을 때가 있는데, 이것은 감정을 조절하는 뇌의 영역이 손상을 입었기 때문입니다. 이런 경우는 약으로 어느 정도 조절이 가능합니다.

이유야 어떻든 치매 환자의 이상행동이 너무 심해서 돌보는 이가 감당하기 힘들 때는 의사의 처방을 받아 약을 사용하면 효과가 있다는 사실도 알았으면 좋겠습니다. 그러면 이런 이상행동으로 인해 가족 사이에 불화가 생긴다든지 아니면 치매 환자를 돌보는 이가 너무 힘들어서 탈진하는 일은 막을 수 있을 것입니다.

지금까지 알츠하이머성 치매 환자를 대상으로 설명했다고 볼 수 있습니다. 물론 알츠하이머성 치매와 달리 치료가 가능한 치매도 있습니다. 예를 들어 알코올성 치매는 술을 과다 섭취한 것이 문제가 되어 생기지요. 때문에 알코올성 치매는 진행 정도에 따라 술만 끊어도 치료될 수 있습니다.

플라시보 효과, 노시보 효과

약이나 약물 사용과 관련하여 이미 '플라시보 효과'를 경험하는 사람들이 많습니다. 일례로 어느 병원의 의사가 류머티스 관절염 전문가라고 하면 그 병원으로 사람들이 엄청나게 몰리지요. 그리고 수개월을 기다린 뒤에 고작 그 의사분과 잠시 만나 약을 처방받은 것이 전부인데도 몸이 훨씬 좋아졌다고 합니다. 사실 그 병원에서 쓰는 약이나 다른 병원에서 쓰는 약이나 모두 같은 제약회사의 약일 수 있는데 말이에요.

우리가 가진 믿음이 이토록 중요합니다. 수술을 앞두고서 수술이 잘되리라 확신하지 못하는 환자는, 수술하기가 꺼려진다는 의사도 있습니다. '밀가루 약'이나 '설탕물 약'을 먹더라도 환자가 그 약에 대해 긍정적인 믿음을 가지면 뜻밖의 치료 효과가 나타나는 현상이 바로 '플라시보 효과'입니다.

한편 '플라시보 효과'와는 정반대되는 개념으로 '노시보 효과'라는 것이 있습니다. 이 용어는 1961년 미국의 월터 케네디Walter Kennedy 박사가 처음으로 사용했습니다. 노시보 효과를 한마디로 말하면 효과 있는 약을 먹었지만 약 효과를 믿지 못해서 효과가 나타나지 않는 것을 말합니다.

참으로 놀랍지 않나요? 약이나 약물치료에 대한 우리의 생각과 믿음이 실제로 우리 몸에 영향을 준다니요? '말이 씨가 된다'라는 말처럼, 우리 삶에서 말하는 대로 이루어지는 것을 종종 경험합니다. 이것도 일종의 '플라시보 효과' 또는 '노시보 효과'가 아닐까 싶습니다.

그래서 우리의 마음을 잘 가꾸어줘야 합니다. 왜냐하면 가꾸지 않고 내버려 둔 마음은 잡초가 나듯 그렇게 부정적인 쪽으로 흘러가기 때문입니다. 예컨대 한나절 동안 자신이 생각한 것들을 한 번 떠올려 보세요. 아마도 긍정적인 생각들보다는 화나는 일이나 불쾌했던 일 아니면 속상했던 일처럼 부정적인 생각을 훨씬 더 많이 했다는 것을 알 수 있을 것입니다.

치매도 결국 마음의 문제

이처럼 우리에게는 자동으로 흐르는 특정 방향의 길이라고 할까요? 그런 마음의 길이 있는데, 다시 한 번 강조하지만, 우리의 마음을 관리하지 않고 내버려 두면 마음은 부정적인 생각을 하는 쪽으로 흘러가 버립니다. 따라서 우리가 건강하고 행복하게 살고 싶다면 마음의 길을 늘 만져 주어야 합니다.

이를테면 치매 환자와 지내는 일은 시간이 흘러간다고 해서 희망이 보이지는 않습니다. 그렇다고 보상이 주어지는 것은 더더욱 아닙니다. 그래서 "내 인생, 이 꼴이 뭐람" 하고 무심코 내뱉을 수 있는데, 그런 자신을 알아챘다면 얼른 마음의 방향을 바꾸어야 합니다.

치매 환자에게 치매 약을 줄 때도 이왕이면 치매 환자가 좋아지리라 생각하면서 약을 주는 것입니다. 그러면 설령 실제적인 약 효과는 없더라도 치매 환자를 돌보는 이의 마음이 긍정적으로 바뀌기 때문에 상황은 엄청나게 달라질 수 있습니다. 돌보는 일이 그다지 고통스럽지 않고 기쁨과 감사한 마음으로 할 수 있게 됩니다. 그러면 그런 마음이 치매 환자에게 전달되어 실제로 치매의 진행 속도가 느려질 수 있습니다. 이것이 바로 치매 환자에게서 나타나는 기적 같은 '플라시보 효과'입니다.

우리가 치매 환자와 관련하여 잘못 알고 있는 것이 있습니다. 바로, 치매가 오면 기억과 더불어 누군가와 함께 친밀감을 나누고 싶은 욕구나 감정까지도 사라진다는 생각입니다. 하지만 그렇지 않습니다. 이것을 알아야 치매 환자와 함께하기 위해 시간을 낼 수 있습니다.

- 167쪽 중에서

4장

친밀한 소통은 치매 진행 속도를 늦춘다

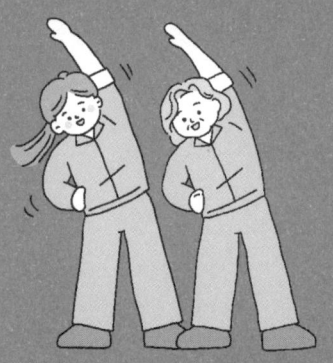

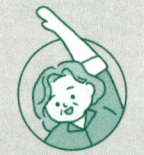

치매 환자에게
주저 없이 다가가세요

　어머니가 때때로 "누구누구가 보고 싶다"라고 말할 때마다 안타까워요. 왜냐하면 어머니가 치매에 걸렸다고 주변에 알려지면서부터 인간관계가 거의 단절되었기 때문입니다. 물론 치매 진단을 받은 지 벌써 4, 5년이 지났기 때문에 스스로 일상생활을 할 수 있는 기능은 많이 떨어졌습니다. 하지만 마주 앉아 일상을 나누고 또 친구들과 옛 추억을 나누는 일은 그런대로 가능합니다.

　그럼에도 관계의 단절이 빚어진 이유는 뭘까요? 대개 사람들은 치매 환자를 어떻게 대해야 할지 모릅니다. 그래서 치매 환자가 부담스러워할까 봐 걱정하고, 더욱이 집까지 찾아가는 것은 꺼려지겠지요.

이런 이야기를 들었어요. 혜숙 씨는 그동안 서로 알고 지내던 지인들이 자신이 암에 걸렸다는 사실을 안 뒤로는 자꾸 자신을 피하려 하는 것을 느꼈다고 해요. 그는 대학에서 근무했는데, 지인들이 멀리서 걸어오다가도 자신을 보면 다른 쪽으로 방향을 바꾼다든지 하면서 자신을 피하는 모습을 여러 번 눈치챘답니다.

친구들이 그렇게 행동한 이유를 나중에 알게 되었는데 죽을병에 걸린 사람을 어떻게 대해야 할지 막막해서 그랬다고 전했지요. 하지만 병에 걸린 당사자들은 그저 자신을 이전처럼 대해 주길 바랄 뿐이지요.

치매 환자도 마찬가지입니다. 그저 예전처럼 대해 주기를 바랍니다. 어떤 사람에게 치매가 오면 우리는 '그 사람 자체'를 보기보다는 그 사람에게 있는 '치매'만을 보려 하는데, 치매가 왔어도 우리는 치매에 걸린 '사람'을 봐야 합니다. 인간을 '사회적 동물'이라고 하듯이 우리는 치매 환자든 아니든 끊임없이 사회적 교류에 대한 욕구를 품기 때문입니다.

더욱이 요즘은 1인 가구와 고령 인구의 증가로 인해 외로움과 고립의 문제가 사회적 문제로까지 대두되고 있지요.

다시 말해 외로움은 단순한 정서적 문제를 넘어 질병을 낳고 거기서 더 나아가 사람들을 죽음으로까지 몰고 가기도 합니다. 이렇듯 외로움이 몰고 오는 문제의 심각성을 인식한 영국은 이미 2018년에 '외로움 부(Ministry of Loneliness)'를 신설해서 국가 차원에서의 대응을 시작했습니다.

치매 환자도 친밀감을 나누고 싶어 한다

인간관계 속에서 서로 연결되어 친밀감을 느끼고 싶어 하는 욕구야말로 인간이 가진 가장 큰 욕구 중 하나입니다. 다시 말해 인간이 하는 거의 모든 일과 행동의 목적은 관계 속에서 서로 연결되어 친밀감을 나누는 일입니다.

치매 환자도 같은 욕구를 가집니다. 우리가 치매 환자와 관련하여 잘못 알고 있는 것이 있습니다. 바로, 치매가 오면 기억과 더불어 누군가와 함께 친밀감을 나누고 싶은 욕구나 감정까지도 사라진다는 생각입니다. 하지만 그렇지 않습니다. 이것을 알아야 치매 환자와 함께하기 위해 시간을 낼 수 있습니다. 그래야 그가 혹시 상황에 맞지 않는 모습을 보여도 비난하지 않고 수용할 수 있지요.

일례로 놀이터 벤치에서 사람들과 함께 즐겁게 이야기를 나누는 도중에, 치매 환자가 빨리 집에 가자며 자리를 벌떡 박차고 일어났다고 칩시다. 이런 모습은 화장실에 가고 싶은데 그것을 제대로 표현하지 못해서 나온 급작스러운 행동일 수 있습니다.

이럴 때 우리는 치매 환자를 향해 좀 더 부드럽고 친절하게 말해야겠습니다. 그러다 보면 치매 환자들의 돌발 행동에도 침착하게 그러려니 하면서 받아들일 수 있을 것입니다. 이런 모습이야말로 치매 친화 사회에 필요한 모습이라고 생각합니다.

앞에서 외로움과 관련하여 영국은 '외로움 부'를 신설했다고 했습니다. 사실 공적 자원으로 필요한 복지 서비스를 모두 제공하기에는 한계가 있습니다. 치매 환자도 같은 상황입니다. 치매안심센터나 주민센터와 같은 공적 자원들만으로 치매 환자들을 관리하거나 돌보기에는 역부족입니다.

그들을 도와 삶의 질이 향상되도록 하기 위해서는 치매 환자가 속한 교회나 성당 같은 종교 단체 또는 이웃들처럼 비공식적 자원들이 필요합니다. 비공식적 자원들이야말로 치매 환자를 포함하여 모든 인간이 가진 '관계에의 욕구'를 자연스럽게 충족시켜 줄 수 있는 필수 요소입니다. 비공식적인 자원들이 적재적소에 활용될 때 비로소 모두가 행복한 복지 국가가 실현되리라 확신합니다.

부드러운 마음에서 변화가 싹튼다

우리가 원하는 사회적 변화는 미약해 보이지만 나 자신의 노력과 변화로부터 시작됩니다. 제가 그랬습니다. 처음에는 치매로 인한 어머니의 사회적 고립에 화가 났습니다. 많이 아팠고, 많이 울었습니다. 그러면서 치매 인식이 개선되기 위해서는 치매에 대해 사람들이 잘못 알고 있는 생각을 바로잡고 싶었고 그래서 이 책을 집필하기에 이르렀습니다.

더불어 치매 환자들을 돕는 일에 어떤 식으로든 내가 먼저 힘을 보태야겠다고 다짐하고, 치매공공후견인에 지원했습니다. 치매공공후견인처럼 특별한 역할은 아니어도 치매 환자에 대한 연민의 마음만 있으면 일상에서 치매 환자들을 도울 방법은 얼마든지 있습니다.

예를 들어 내가 사는 동네나 아파트 단지 내에서 치매 어르신을 만났을 때 그동안은 어떻게 해야 할지 몰라서 눈도 마주치지 않고 지나쳤다면 이제는 평상시에 이웃을 만났을 때처럼 밝은 얼굴로 눈인사합니다. 아니면 편하게 "안녕하세요?"라고 먼저 인사하지요. 물론 이럴 때 "어르신, 저 아시겠어요?"라는 식의 기억력 테스트 같은 말은 피합니다.

 치매에 걸린 친구에게 편하게 방문하거나 치매에 걸린 사람을 공원 벤치에서 만났을 때도 거부감을 보이지 않을 수 있는 방법입니다. 나아가 자연스럽게 이야기를 나눌 수도 있겠지요. 치매 상식이 있으면, 내가 어떤 말을 건넸을 때 치매 환자가 그에 걸맞은 적절한 반응을 보이지 않을 수 있다는 사실을 아니까 '그러려니' 하면서 넘길 수 있습니다.

 치매 환자에 대해서 이 책에 나와 있는 정도만 이해해도 치매 환자를 돌보는 사람이 급한 사정이 있을 때, 치매 환자를 한두 시간 정도 돌보는 봉사활동을 충분히 할 수 있습니다.

 종일 치매 환자를 돌보는 이들은 자유시간이 없어서 하루에 한두 시간만 주어져도 큰 선물입니다. 내가 하릴없이 보내는 한두 시간이 누군가에게는 생명 같은 시간으로 쓰인다면 어떨까요? 치매 환자와 한두 시간 함께하면서 삶의 의미와 보람까지 느낄 수 있다면 그야말로 참으로 가슴 뛰는 기쁜 일 아닐까요?

억누른 감정이
병이 되지 않도록 하세요

정혜신 선생님의 강의 중에 나온 사례입니다. 삼 형제 중 막내로 태어난 40대 남성의 이야기인데, 이분이 중학생이었을 때 교통사고로 작은 형이 세상을 떠났다고 합니다. 그런데 장례를 치른 다음 날 아버지가 말하시길 "이제부터 아무 일도 없던 것처럼 살자"라고 했고, 그 뒤로 작은 형에 대해 말하는 사람은 아무도 없었답니다.

그런데 이분이 고등학생이었을 때 이번에는 대학생이었던 큰형이 수련회를 갔다가 물에 빠져 죽었답니다. 이때도 부모님은 장례를 마칠 때까지 막내인 자신에게 형의 죽음을 알리지 않았다고 했지요. 결국, 이분은 삼촌에게서 형이 죽었다는 사실을 듣게 됩니다. 부모님은 작은형의 죽음처럼 큰형의 죽음에 대해서 아무 말도 하지 않았답니다.

 이렇게 말하지 않는다고, 두 형의 죽음에 대한 기억이 잊힐까요? 당연히 아니지요. 작은형을 잃고 나서 아버지는 매일 술에 찌들어 지내다가 간경화로 돌아가셨고, 아버지 병간호를 하던 어머니는 몇 년 뒤에 치매 진단을 받으셨답니다.

 어머니는 치매가 점점 진행되어 막내아들을 알아볼 때도 있고 못 알아볼 때도 있었는데, 어느 날 막내아들에게 20여 년 동안 한 번도 꺼내지 않았던 작은형과 큰형 이야기를 하셨답니다.

 어머니는 죽은 형들의 기일이 언제인지를 알려 주었는데, 평생 한 번도 챙기지 않았던 아들들의 기일을 치매가 온 상태에서도 잊지 않았던 것입니다. 그러고는 다음날 거짓말처럼 어머니는 아무도 못 알아보는 상태가 되었다고 합니다.

 너무 놀랍지요? 치매가 오면 기억을 잃어버리는 것은 너무나도 당연하고 거기다가 막내아들도 제대로 알아보지 못하는 상태인데, 오래전에 죽은 두 아들의 기일을 정확히 기억하셨다니요. 이 사례는 무엇을 말해 주는 것일까요?

억누른 감정의 힘이 그만큼 세다는 뜻입니다. 그러니까 억누른 감정은 치매조차 비껴갈 수가 없는 것입니다.

감정을 억누를수록
거친 말과 행동이 나온다

'감정을 억누른다'에서 억누르다의 어원이 '생매장하다'라는 것만 봐도 우리는 억누른 감정의 힘이 얼마나 큰지를 이해할 수 있습니다. 한 명도 아니고 아들을 둘씩이나 잃은 어마어마한 슬픔 가운데 그 감정을 표현하지 못하고 20년 이상을 억눌렀으니, 아마도 산 사람을 생매장하는 것 그 이상의 고통이었을 것입니다.

이렇게 억누른 감정은 기억을 모조리 앗아가는 치매가 와도 비껴가지 못한다는 사실이 참으로 놀랍고 안타깝습니다. 앞 장에서 설명했듯이 치매 환자들이 공격적인 말이나 행동을 하거나 망상으로 인해 부적절한 행동을 보이면, 사람들은 겉모습만 보고 치매를 몹쓸 병으로 치부해 버리는 경향이 있습니다.

하지만 그런 말이나 행동을 보고 우리가 알아야 하는 것은 살면서 풀지 못하고 마음속에 억누른 감정이 많을수록 치매가 왔을 때 이해되지 않는 부적절한 말이나 행동을 하게 될 여지가 많다는 사실입니다.

사실 정상적인 사람도 화를 누르고 누르다가 한계에 이르면 소리를 지르고, 아니면 물건을 내동댕이치기도 하지요. 감정은 에너지로서 표현이나 표출을 통해서 풀어내지 않으면 없어지지 않기 때문입니다. 그렇게라도 하지 못하면 몸의 증상으로 나타나는 일이 허다합니다.

거기에다 치매가 진행될수록 뇌의 전두엽 부분까지 손상을 입어 자신의 감정을 조절할 수 없으니까 아무 때나 그리고 아무에게나 공격적 또는 부적절한 행동으로 그동안 억눌렀던 감정을 드러냅니다. 이 말은 억누른 감정이 많을수록 거친 말이나 공격적 행동, 부적절한 행동이 더 많이 나타날 수 있다는 뜻입니다.

치매 환자에게서 나타나는 주변 증상 중에서 공격적인 말이나 행동뿐만 아니라 '망상'도 억눌린 감정과 관련이 있습니다. 우리가 앞에서 치매 환자는 새롭게 경험하는 것을 뇌에 저장할 수 없고 과거에 저장된 기억만 남아서 그 과거 경험을 현재로 가져와 현재의 일처럼 여긴다고 했지요.

다시 말해 마음속에 억누른 풀어지지 않은 감정의 응어리가 있다면, 치매 환자는 그것을 조금 전에 일어난 일처럼 여깁니다. 그러면 현재의 관계에서 문제가 생길 수밖에 없습니다.

예를 들어 과거에 사기를 당한 경험이 있는데 그 억울한 감정을 풀지 못했다면 그 감정은 여전히 마음속에 남아 있겠지요. 그런데 현재 요양 병원 간호사가 과거에 자기에게 사기를 친 사람과 얼굴, 말의 음성이나 억양이 비슷하다면 어떤 일이 생길까요?

기억도 할 수 없고 판단력도 흐려진 상태인 데다 과거의 경험을 현재에 일어난 일처럼 여기게 되니까, 치매 환자는 간호사가 자기에게 사기를 친 사람이라는 잘못된 믿음을 갖습니다. 망상을 품고 간호사에게 자신의 돈을 내놓으라고 소리 지르며 꼬집고 또 할퀼 수 있는 것입니다.

치매 환자도
화해할 수 있다

결국 '감정은 에너지'라는 감정의 특성으로 인해 표현이나 표출을 하지 않으면 억누른 감정은 없어지지 않을 뿐더러 치매까지도 비껴갈 수 없다는 사실을 알 수 있습니다. 그러기 때문에 우리는 이미 치매가 진행되어도 웅어리진 감정이 있으면 풀어갈 수 있도록 도와야 합니다. 이 말은 치매 환자도 어느 정도(치매의 진행 정도에 따라)는 자기 자신, 다른 사람과의 화해가 가능하다는 의미입니다.

예를 들어 미용실에 함께 갔다 왔을 때 자연스럽게 말을 건네 봅니다. "엄마, 예전에 나 고등학교 다닐 때 엄마가 매일 아침 머리 땋아 줬잖아요. 그때 매번 짜증을 내서 미안해요. 그때는…"이라고 자연스럽게 말을 걸면서 시작할 수 있습니다.

그런 식으로 이야기를 나누다 보면 아무리 치매 환자라도 자신이 기억하는 한도 내에서 대체로 수긍도 하고 때로는 괜찮다고 하면서 그런대로 소통할 수 있습니다. 때론 치매 환자의 마음이 풀리는 것을 표정으로 알 수 있습니다.

부정적 감정만이 아니라 치매 환자가 경험한 긍정적 감정도 얼마나 마음 깊이 새겨지는지 그래서 치매가 와도 비껴가지를 못하는지 보여 주는 사례가 있습니다. 이 치매 어르신은 치매가 많이 진행되어 아들도 손자들도 잘 알아보지 못합니다. 그런데 한 가지 잊어버리지 않는 것이 있습니다.

뭐냐면 밖에 나가서 누구를 만나든 상대방이 묻지도 않았는데 "우리 아들이 서울대학교 교수예요. 서울대학교 교수라고요"라는 말을 반복하신답니다. 남편 없이 행상하며 키운 아들이 서울대학교 교수가 되었다는 것이 살아가면서 이 어르신에게 얼마나 큰 기쁨이었을지 충분히 이해가 됩니다.

각인효과와 치매

마음속에 억누른 감정은 치매가 와도 비껴가지 못하는 것을 보면서 '각인효과'가 떠올랐습니다. 각인효과란 '세 살 버릇 여든까지 간다'는 말처럼 특정 시기에 일어나는 학습효과가 평생에 걸쳐 영향을 미친다는 뜻입니다.

'늑대 소녀 이야기'를 보면 각인효과의 영향이 얼마나 큰지를 알 수 있습니다. 1920년 인도에서 실제 있었던 일로 늑대 새끼 무리에서 구출된 두 여자아이, 8세인 카말라Kamala와 15세인 아말라Amala의 이야기입니다.

두 아이들은 으르렁거리며 원숭이 같은 소리를 냈고 네발로 기어다녔습니다. 그러면서 사람을 보면 물려고까지 했지요. 그러니까 인간이지만 그 행동을 보면 완전히 늑대였는데, 음식도 날고기와 우유만 먹었다고 합니다.

사람들과 적응하도록 훈련을 시켰지만 결국 아말라는 급격한 환경 변화에 적응하지 못해서 1년 뒤에 사망했고 카말라는 살아 있는 동안 고작 30개 정도의 단어를 배웠다고 합니다. 물론 두 발로 걷기도 하고 또 사람들이 입는 옷도 입었지만 17세까지만 살았답니다.

원래 각인효과라는 심리 이론은 콘라드 로렌츠Konrad Z. Lorenz에 의해 발견되었지요. 그러니까 로렌츠는 어미 오리가 낳은 알을 두 부류로 나누었습니다. 그런 다음 첫 번째 부류의 새끼오리들은 부화 직후부터 어미 오리를 따라다니도록 했습니다. 그러나 두 번째 부류는 부화하자마자 로렌츠가 새끼 오리들 앞에서 어미 오리의 울음소리를 흉내 냈더니 새끼 오리들은 로렌츠를 자신들의 어미로 알고 졸졸 따라다녔다고 합니다. 각인효과는 여기서 유래했지요.

이처럼 원래 각인이란 동물이 특정 시기에 특정 대상에게 노출되면 그 대상에게 애착하는 것을 의미합니다. 그런데 후에 발달심리학자들이 이 각인 이론을 사람의 발달 과정에 적용해서 발달에는 '결정적 시기'가 있다고 주장합니다.

이를테면 어린아이들에게 말을 배우는 결정적 시기가 있어서 8, 9개월경에는 '엄마, 아빠'를 부르고 시간이 좀 더 지나면 '매일 자고 일어나면 말이 는다'라고 표현할 정도로 폭발적으로 말이 늘지요. 하지만 어떤 이유로든 이 시기를 놓치면 만회하기가 쉽지 않은데, 그 이유는 언어를 배울 때도 결정적 시기가 있기 때문입니다.

억누른 감정의 영향력

앞의 사례에서 보았듯이 표현하지 못하고 마음속 깊이 억누른 감정은 '각인효과'만큼이나 인간의 삶에 결정적입니다. 그래서 모든 기억을 앗아가는 치매가 와도 억누른 감정은 없어지지 않고 치매 환자를 괴롭힙니다.

요양원에서 먹을 것만 보면 옷장에 감추는 치매 어르신이 있었습니다. 사연인즉 과거에 어린 자식을 두고 나온 죄책감에 그 아이가 오면 주기 위해서랍니다.

이런 억눌린 감정의 힘을 알아차렸다면 나에게 상처로 남은 묵은 감정을 지금부터라도 하나씩 풀어내면 좋겠습니다. 혹 치매가 왔어도 그 사람의 삶을 잘 알고 있는 사람이 치매 환자 곁에 있다면 그가 가진 묵은 감정을 풀어낼 수 있도록 옆에서 도와주면 좋다는 점도 기억했으면 합니다.

치매 환자와
친밀하게 소통하세요

앞에서 인간은 관계를 맺고자 하는 욕구를 가질 뿐만 아니라 관계 속에서 친밀감을 느끼길 원한다고 했습니다. 치매 환자도 마찬가지입니다. 치매가 오기 전과 그 욕구가 별반 차이 없습니다.

치매 환자도 일반인들과 똑같이 존중받고 또 충분히 사랑받기를 원합니다. 치매 환자와 소통할 때 '존중'과 '사랑'이라는 키워드를 늘 염두에 두어야 하는 이유입니다.

치매 환자를
대하는 기술

이제부터 치매 환자와의 관계에서 자주 맞닥뜨리게 되는 상황들과 그 상황들에 어떻게 반응하면 좋을지 살펴보려 합니다. 그동안 어떻게 치매 환자들을 대했는지 돌아보고 그들을 대할 때 유용하게 쓰일 정보가 되면 좋겠습니다.

① 치매 환자의 감정을 먼저 살피세요.

이를테면 방금 산책하러 나갔다가 왔는데 5분도 지나지 않아 또다시 나가자고 할 수 있습니다. 이때 "엄마, 우리 방금 산책하러 갔었잖아. 그것도 기억 안 나?"라고 할 수 있습니다. 하지만 치매 환자 편에서는 다섯 번을 나갔다가 왔어도 한 번도 안 나간 것이나 다름없으니까 이런 딸의 반응은 치매 환자의 자존심만 건드리는 말이 될 수 있습니다.

치매 환자의 감정을 상하게 만들지 않으려면 어떻게 해야 할까요? "방금 산책하러 갔었잖아"라는 말은 할 필요가 없습니다. "엄마, 날씨가 너무 더워서 땀이 많이 나는데, 시원한 커피 한 잔 마시고 나가면 어떨까요?" 또는 "엄마, 저녁에 무칠 시금치 좀 다듬고 나가면 어떨까요?"라는 식으로 치매 환자의 주의를 다른 데로 돌리는 것도 좋습니다.

❷ 대화 중에 치매 환자를 아이 취급하는 태도나 말은 삼가세요.

우리는 치매 환자의 행동이 점점 어린애 같아지니까 행동만 보고 아이 취급을 해서 "자꾸 넘어지니까 혼자 나가면 안 된다고 했잖아", "방금 나갔다 왔잖아"라는 식의 말투가 자신도 모르게 튀어나옵니다.

하지만 이런 말투는 치매 환자에게 어른으로 존중받지 못한다는 느낌을 받게 할 수 있습니다. 이럴 때도 의도적으로 "엄마, 혼자 나가시면 넘어질까 봐 걱정돼요. 조금 있다가 함께 나가요" 또는 "엄마, 또 나가고 싶으세요?"라는 식의 존중하는 말투로 대화하도록 애써야 하겠습니다.

❸ 이해력이나 판단력이 점점 떨어져서 생기는 상황에 대응하세요.

이를테면 함께 요리할 때 "엄마, 양파 좀 까서 반만 썰어 주세요"라고 하면 치매에 걸린 어머니는 양파를 들고 당황스러워할 수 있습니다. 이럴 때는 "엄마, 이 양파 좀 까 주세요"라고 말한 다음 양파를 다 까면 "엄마, 이 양파 좀 썰어 주세요"라고 합니다. 그 뒤에 다 썰어 놓으면 "엄마, 이 양파 반만 넣어 주세요"라는 식으로 한 가지씩 순차적으로 말해야 합니다. 이와 반대로 행동을 쭉 나열하는 식으로 말하면 치매 환자는 바로 잊기도 하고 또 무슨 뜻인지 이해하기 어렵습니다. 그래서 짧고 익숙한 단어를 사용하도록 늘 애써야 합니다. 이를테면 치매가 점점 진행될수록 '대변'이라는 말보다는 '똥'이라는 단어를 사용할 때 더 잘 이해하지요.

질문할 때도 선택지가 없는 서술형 질문은 치매 환자를 당혹스럽게 만들 수 있습니다. 이를테면 치매 환자는 "오늘 점심에 우리 뭐 먹을까?"와 같은 질문을 받으면 당황해할 수 있습니다. 그것보다는 "오늘 점심은 고등어자반 구워 드릴까요? 아니면 호박 볶음 할까요?"와 같은 식으로 둘 중 하나를 선택할 수 있는 양자택일형 질문이 좋습니다.

또 한 가지는 아들이나 딸이 저녁에 집에 오면 "어머니, 오늘 뭐 하셨어요?"라고 묻는 경우가 많은데, 이런 질문은 치매 환자에게 아무 소용이 없을 뿐더러 치매 환자의 자존심만 건드리는 표현입니다. 왜냐하면, 치매 환자는 뇌에 새로운 정보를 입력하지 못하니까 오늘 종일 무엇을 했는지 입력이 되지 않았고 꺼낼 수도 없기 때문입니다.

④ 치매 환자를 투명인간 취급하지 마세요.

가족이 함께 있거나 여럿이 치매 환자를 방문했을 때, 치매 환자를 투명인간 취급해서 속닥거리면 안 됩니다. 치매 환자와 관련하여 뭔가를 결정해야 할 때도 치매 환자가 잘 모른다고 속단해서 대충 자기들끼리 속닥거리는 식으로 말을 주고받을 때가 있습니다. 또는 치매 환자 친구들이 여러 명 방문했을 때도 그런 일들이 벌어지는데 좋지 않습니다. 치매 환자와 함께 있을 때는 치매 환자가 자신만 소외된다고 느끼지 않도록 특별히 신경을 써야 하겠습니다.

5 치매 환자와 소통할 때 비언어적 요소를 쓰세요.

치매 환자와의 소통에서 비언어적 요소가 대안이 될 수 있습니다. 치매 환자가 보이는 인지 저하에는 언어능력도 포함되기 때문입니다. 치매 환자는 대화 중에 적합한 말을 찾지 못해서 별 의미 없는 '저', '그거', '있잖아', '그때', '거기서'와 같은 단어를 반복할 때가 많습니다.

그래서 '그거'라고 하면 얼른 휴지를 가져다 준다든지 휴지를 쓰레기통에 넣는 모습을 보면 '엄지 척'으로 잘했다는 칭찬을 해 준다든지 하는 식으로 돌보는 이가 비언어적인 요소를 적극적으로 활용합니다. 그러기 위해서는 무엇보다도 말할 때는 치매 환자와 눈을 맞추는 것이 중요합니다. 눈을 맞춰야 상대방의 형편을 파악할 수 있으니까요.

눈 마주침은 소통의 기본입니다. 눈 마주침을 자꾸 하면 사랑과 신뢰의 감정까지 생겨나게 합니다. 실제로 아서 에런 Arthor Aron이라는 심리학자는 '4분 동안 눈을 마주치면 관계가 더 깊어진다'라는 이론을 발표했습니다. 우리도 치매 환자와의 관계 속에서 꼭 실천할 필요가 있습니다.

6 **치매 환자에게 마음을 자주 표현하세요.**

치매 환자에게 사랑하는 마음을 표현하고 싶다면, 사랑하는 이유를 길게 설명하지 말고 꼭 안아주거나 등을 토닥여 줍니다. 이러한 행동이 때로는 사랑의 마음을 더 잘 전달할 수 있습니다. 물론 말하고 싶을 때는 "사랑해요"라는 식으로 짧게 말하면 좋습니다.

7 **치매 환자의 이상행동은 당연합니다.**

치매 환자는 상대방을 화나게 하는 말이나 행동을 불쑥불쑥할 때가 있습니다. 흔히 치매 환자를 돌보는 가족은 부모에게 치매가 왔을 때 그들의 이상행동을 정상적인 것으로 여기질 못합니다. 사실 치매 환자가 이상행동을 보이는 것은 극히 정상입니다.

하지만 평생 나를 보살펴 주고 챙겨 주던 부모님의 모습이 너무 깊게 각인되어서, 어린아이처럼 이 닦고 세수하고 옷 입는 것을 일일이 챙겨야 하는 일이 영 낯설기만 합니다.

거기다가 입속에 있는 음식 찌꺼기를 그냥 거실 바닥에 뱉는다든지 양념 치킨을 먹으면서 손을 아무 데나 비벼대는 모습을 보면, "엄마, 안 돼!" 하면서 자신도 모르게 소리를 지르게 될 것입니다.

그럴지라도 기억해야 합니다. 내가 돌보는 치매 환자가 부모든 배우자든, 아니면 내가 돈을 받고 돌보는 사람이든 이들은 현재 정상적으로 일상생활을 할 수 있는 사람이 아니라는 사실을요. 뇌에 문제가 생겨서 이상행동을 할 수밖에 없는 환자라는 사실을 기억하며 내 멋대로 비난하지 말고 그들의 모습을 있는 그대로 받아들여야 합니다.

비언어적 요소를 활용하기

신문지에 둘둘 말아서 준 선물과 예쁘게 포장을 해서 포장지를 뜯어내야 할지 어떨지 망설여지는 선물이 있다면, 누구도 후자에 시선이 가겠지요. 그래서 선물의 내용물도 중요하지만, 그 내용을 감싼 겉포장도 중요합니다. 대화할 때도 그렇습니다. 우리는 대화를 할 때 전하는 말의 내용에 꽤 신경을 씁니다. 하지만 아무리 좋은 말도 어떻게 전하느냐에 따라 그 내용이 전혀 다르게 전달될 수 있습니다.

따라서 대화를 할 때는 언어적인 면도 중요하지만, 그에 못지않게 비언어적인 면도 소홀히 다루어서는 안 됩니다.

일반적으로 인간은 시각 언어, 청각 언어, 내용 언어 이렇게 세 가지 언어로 소통을 한다고 합니다. 캘리포니아 대학교 교수 앨버트 메라비언Albert Mehrabian은 1971년 세 가지 언어에 관한 연구 결과를 그의 저서인 《Silent Message》에 발표했습니다.

우리는 이것을 '메라비언의 법칙'이라고 부릅니다. 그의 연구 결과를 보면 소통에서 말의 내용은 7퍼센트, 목소리나 억양 같은 청각 언어는 38퍼센트 그리고 용모, 표정, 몸짓 같은 시각 언어는 55퍼센트의 영향을 주었다고 합니다.

직접적 말의 내용을 담은 언어적 요소보다 청각 언어나 시각 언어와 같은 비언어적인 요소가 소통에서 더 많이 영향을 주었다는 사실이 참으로 놀랍습니다. 물론 소통할 때는 각자의 상황이 다르고 또 여러 변수가 작용하기 때문에 이 연구 결과를 모든 대화에 일률적으로 적용할 수는 없습니다. 하지만 우리가 누군가와 소통할 때는 언어만이 아니라 비언어적인 요소에도 신경을 써야겠습니다.

치매여도 감정은 알아차릴 수 있다

치매 환자는 점점 인지능력은 잃어가지만, 자신의 감정뿐만 아니라 상대방의 비언어적인 표현들도 느끼고 알아차릴 수 있습니다. 더욱이 치매 환자는 말로 표현하거나 상대방의 말을 이해하는 능력이 떨어지니까 때로는 목소리나 억양 또는 표정, 몸짓이나 자세 같은 청각 언어와 시각 언어가 더 중요하게 작용합니다.

치매 환자뿐만 아니라 돌보는 이도 치매 환자가 보이는 비언어적인 요소들을 보며 그 기분을 이해할 수 있습니다. 이를테면 치매 환자가 자신의 기분이 좋을 때는 막 웃고 인상도 편안해 보이지만 때로는 눈빛부터 달라지면서 막 사나워질 때가 있습니다. 치매 환자는 자연스럽게 드러나는 자신의 감정을 숨기지 못하기에 치매 환자가 보이는 비언어적인 표현으로 우리는 그들의 기분을 이해할 수 있지요.

물론 모든 경우에 다 그런 것은 아니지요. 화장실에 가고 싶은데 화장실에 가지도 못하고 그렇다고 그 자리에서 실례할 수도 없고 그래서 안절부절못하는 모습을 보이니까 비언어로도 상황 파악이 어려운 치매 환자도 있습니다.

치매 환자와 소통할 때는 물론 언어적 요소와 비언어적

요소 둘 다 중요하지만, 이 모든 것에 앞서 치매 환자를 존중하는 마음이 더 중요합니다. 무엇보다 우리 마음이 자신도 모르게 말 내용으로, 목소리나 억양 같은 청각적 요소로, 또 용모나 표정 그리고 몸짓 같은 시각적 요소로 드러나게 마련이니까요.

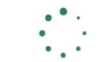

눈을 맞추며
휴머니튜드 케어 하세요

치매가 오면 모든 관계가 점점 느슨해지다가 종국에는 단절됩니다. 치매 초기에 치매 환자가 의도적으로 거리를 둔 것도 이유가 되겠지만 치매가 점점 진행될수록 의사소통이 쉽지 않으니까요. 치매 환자를 어떻게 대해야 할지 모르거니와 어떤 상황에서 치매 환자가 예상치 못한 공격성을 보이기라도 하면 어찌할 바를 모르지요.

환자를 돌보는 이는 신경질적으로 소리를 지르는 환자를 향해 반사적으로 손목을 붙잡는 힘을 사용합니다. 그렇게 돌보는 이 자신을 방어하게 되지요. 그러면 치매 환자는 더욱 거칠게 반응을 보이고 부정적이고 거친 말과 행동의 악순환은 반복될 수밖에 없습니다.

이런 양태가 반복되면서 치매 환자를 돌보는 기술들이 연구 개발되었고 그 대표적인 것이 바로 '휴머니튜드 케어'입니다. 휴머니튜드는 휴먼(Human)과 태도(Attitude)의 합성어로서 치매 환자가 존중받는다고 느끼도록 하는 기술입니다. 휴머니튜드 케어는 원래 케어 현장에서 치매 환자에게 다가가기 위한 기술이지만 실은 케어를 필요로 하는 모든 사람을 대상으로 하는 커뮤니케이션 철학이라고 할 수 있습니다.

휴머니튜드 케어는 이브 지네스트Yves Gineste와 로젯 마레스코티Rosette Marescotti에 의해 개발되었습니다. 이들은 요양병원에 근무하면서 치매 환자의 신체를 강제적으로 구속하는 돌봄보다 그들의 인간다움을 존중했을 때 치매 환자들의 상태가 훨씬 더 호전됨을 눈으로 확인했고 돌봄 매뉴얼을 만들었습니다.

이브에 따르면 프랑스에서 치매 환자들에게 돌봄 매뉴얼을 적용해 보니, 눈을 맞추는 눈맞춤 반응이 매뉴얼을 적용하기 전보다 23.8배 증가했고 치매 환자의 말하기 반응도 두 배나 더 늘어났다고 합니다. 나아가 치매의 진행 속도도 더 느리게 진행되었다고 보고 했지요.

이 휴머니튜드 케어는 2019년 우리나라 인천 시립 치매 요양 병원에서 12명에게 적용되었습니다. 그 적용 과정과 결과는 텔레비전에서 다큐멘터리 형식으로 방영되기도 했습니다.

물론 아무 때나 불쑥불쑥 튀어나오는 치매 환자의 공격성 앞에서 치매 가족과 돌봄 종사자들이 자신들의 감정을 조절하면서 치매 환자를 존중하기란 쉽지는 않습니다. 그럴지라도 우리는 돌봄 대상의 인간다움을 존중하는 기법인 휴머니튜드의 네 가지 기둥을 늘 염두에 두면서 실천하려고 노력해야 하겠습니다.

'마음의 창'이라 불리는 눈 맞춤

휴머니튜드의 첫 번째 기둥은 눈 맞춤입니다. 흔히 눈을 '마음의 창'이라고 합니다. 눈을 보면 마음이 그대로 드러난다는 뜻이지요. 그러기 때문에 관계에서 마음이 상하면 우리는 눈 맞춤을 피하게 됩니다. 상대방을 향한 감정이 눈에서 드러나니까, 마음속에 미움이 가득한 상태에서 상대방을 부드러운 눈빛으로 바라볼 수 없기 때문입니다.

이처럼 우리는 말이 아닌 눈빛 하나만으로도 상대방을 이해하고 나아가 사랑을 전달할 수 있습니다. 하지만 실제로 치매 환자들을 돌볼 때는 치매 환자와 눈을 마주치지 않는 경우가 많은데, 바라보지 않는다는 말은 존재하지 않는다는 듯이 투명인간 취급을 의미합니다.

따라서 상대방에게 말할 때는 입으로 말만 내뱉는 것이 아니라 눈도 맞추어야 하는데, 무엇보다도 상대방의 시선을 사로잡을 수 있도록 사랑의 마음을 듬뿍 담아 마주쳐야 하겠습니다.

인정하는 말의 힘

다음은 말하기입니다. 치매 환자를 대할 때 몸은 살아 있으나 정신은 죽은 사람처럼 취급하는 경우가 종종 있습니다. 그래서 치매 환자가 건네는 말에 별로 신경을 쓰지 않습니다. 그들의 말이 어색하고 또 어눌하게 보이기 때문입니다. 하지만 치매 환자 당사자 쪽에서는 단어가 생각이 나지도 않고 또 어떻게 문장을 만들어야 할지 모르니까 스스로 더 안타까워합니다.

따라서 상대방이 말을 못 하고 머뭇거려도 내 쪽에서 먼저 알아차리고 말로 반응을 보이면 그것은 상대방의 존재를 인정하고 존중하는 자극이 됩니다. 실제로 어느 요양 시설에서 조사한 바에 따르면 온종일 한 사람에게 말을 건넨 시간을 따져봤더니 '120초'였다고 합니다. 치매 환자에게 좀 더 적극적으로 다가가 말을 걸어야 하겠습니다.

이를테면 치매 환자가 옷을 입도록 도와줄 때도 "어르신, 팔 좀 올려 주세요?"라고 했을 때 팔을 올려 주면, 그냥 지나치지 말고 "고맙습니다"라는 말로 응답하는 것이 바로 휴머니튜드 기법의 하나인 말하기의 핵심입니다.

접촉하기와 서서 걷기

휴머니튜드의 세 번째 기둥은 '접촉하기'입니다. 신체적 접촉도 상대방의 존재를 인정하고 존중하는 행위로서 인간이면 누구나 태어나서부터 죽을 때까지 이 욕구가 채워지길 원합니다. 다시 말해 언어뿐만 아니라 신체적 접촉에서도 사람들은 사랑하고 또 사랑받고 싶은 욕구를 충족합니다.

예전에 우리 선조들은 아기를 포대기로 업었습니다. 어쩌면 선조들은 신체적 접촉의 중요성을 알았기에, 아기와 계속 접촉을 유지하면서 집안일을 하려고 그랬던 듯합니다. 참으로 지혜로운 생각이 아닐 수 없습니다.

이런 접촉의 중요성은 어린아이에게만 해당하지 않습니다. 어르신에게도 해당하지요. 그래서인지 어린 손자들이 있는 가정에서 지내는 어르신들이 더 건강하게 오래 산다고 합니다. 아무래도 어린 손자들과 함께 지내면 신체적 접촉이 더 많아질 수밖에 없으니까 그런 결과가 나왔겠지요.

치매 환자들도 마찬가지입니다. 다시 말해 치매 환자 자신이 사랑받고 있음을 느끼는 일은 존재의 인정이란 측면에서 아주 중요합니다. 우리는 말이 통하지 않더라도 신체적 접촉으로 얼마든지 치매 환자가 사랑받는다고 느끼도록 할 수 있습니다.

치매가 아니더라도 환자가 숨을 거둘 때 손을 달라고 하는 경우가 꽤 있다고 합니다. 이것은 잡은 손으로 사람 사이에 오가는 어떤 체온을 느끼고 싶어서라고 봅니다. 인간에게 있어서 접촉은 이토록 중요합니다.

그렇다고 해서 아무렇게나 접촉을 시도하면 문제가 됩니다. 주간 보호 센터나 요양원 같은 곳에서 어르신들이 배변 실수를 했을 때, 조용히 다가가 어르신에게 눈을 맞추고 상황을 설명하기보다는 싫다는 어르신의 손목을 잡고 목욕실로 가는 모습이 어딘가에 질질 끌려가는 것처럼 보일 때가 많습니다. 이런 식의 접촉은 피해야만 하는 나쁜 접촉입니다.

휴머니튜드의 마지막 기둥은 '서기, 걷기'입니다. 죽는 날까지 서고 또 걸을 수 있기를 바라는 것은 모든 사람의 소망일 테지요. 하지만 거동에 아무 문제가 없는 사람도 입원하거나 신체 기능상의 문제로 침대에서 3주 정도 보내게 되면 근육이 소실되고 그러다 보면 걸을 수 없게 됩니다. 걸을 수 없다는 사실 만큼이나 인간에게 큰 좌절을 안겨주는 일도 없을 것입니다. 그런 연유로 환자가 서고 걸을 수 있다고 느끼게 하는 것은 환자에게 자신감과 자부심을 회복하게 하는 계기가 된다고 할 수 있습니다.

따라서 혼자 서고 걸을 수 있는 기능이 무너지지 않도록 치매 환자에게 최대한의 노력을 기울이면 좋겠습니다.

긍정적 스트로크와 휴머니튜드

심리용어 중에 '스트로크'라는 것이 있습니다. 이 용어는 에릭 번의 교류 분석에서 나온 용어로 "안녕하세요?", "만나서 반갑습니다" 하고 인사하거나 악수 내지는 포옹을 하는 것을 가리킵니다. 대화 중에 "엄청 속상했겠다!"라고 하면서 상대방에게 공감의 말을 할 때처럼 우리가 관계 속에서 주고받는 모든 것을 가리킵니다.

물론 때로는 "안 돼", "저리 비켜"라는 말과 함께 상대방을 무자비하게 밀치는 것처럼 부정적 스트로크를 가할 때도 있습니다. 그러기 때문에 어쩌면 우리의 일상은 '스트로크의 주고받음' 즉 스트로크의 연속이라고 할 수 있습니다.

따라서 우리는 치매 환자를 돌볼 때 혹시라도 부정적인 스트로크를 전달하지는 않는지 살펴보아야 합니다. 계속 반복하지만 우리는 치매 환자는 아무것도 모르리라 생각해서 함부로 말이나 행동을 할 때가 많기 때문입니다.

이를테면 자신도 모르게 치매 환자를 화풀이 대상으로 여겨서 돌보는 이 자신이 다른 사람과의 관계에서 받은 화나는 감정을 치매 환자에게 대신 넘길 때가 있습니다. 때로는 침묵으로 치매 환자를 무시할 때도 있고요.

흔히 우리는 상대방에게 험한 말을 하지 않으면 그에게 아무런 해를 끼치지 않는다고 생각하는데, 사랑의 반대말은 '무관심'이라는 말처럼 아무런 반응을 보이지 않는 침묵은 어쩌면 부정적인 말보다 더 무서운 무기가 되어 상대방에게 상처를 줄 수도 있습니다.

거기다가 속마음이 겉으로 삐져 나와서 비언어적인 것이 드러날 때 치매 환자들은 상처를 받을 수밖에 없겠지요. 눈빛과 표정, 물건을 거칠게 다루거나 문을 쾅 닫는 행동으로 다 압니다. 따라서 우리는 누구를 대하든 부정적 스트로크에서 벗어나 긍정적 스트로크를 주고받을 수 있도록 애써야 합니다.

결국, 긍정적 스트로크란 휴머니튜드에서 설명하고 사용한 네 가지 기법들로서 우리는 사랑의 마음을 담아 상대방의 눈을 보며 말하고 잘 듣고 적절한 반응을 보여야겠습니다. 그리고 나의 자세나 몸짓도 대화에 참여한다는 사실을 기억해야겠습니다.

저출산 고령화로 인해 총인구 중 노인 인구 비율은 2020년 15.7퍼센트에서 2030년에는 25퍼센트 즉 100명당 25명으로 증가할 전망입니다. 여기에다 2020년 65세 이상 중 치매 유병률은 10.3퍼센트이고 2050년에는 치매 환자가 302만 명까지 증가할 것으로 예측됩니다.

- 206쪽 중에서

5장

100세 시대, 모두를 위한 치매 상식

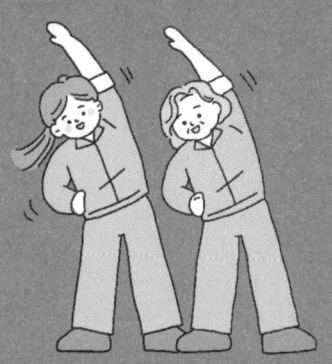

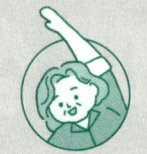

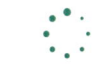

치매국가책임제를 아시나요?

2017년 국정 과제로 치매국가책임제를 발표한 이래 상당수의 국민이 치매라는 질병을 인식하게 되었습니다. 그 결과 치매 인식 개선을 위한 발판이 다져졌다고 할 수 있습니다. 실제로 리서치앤리서치가 지난 2021년 8월 만 19세 이상 성인남녀 1,300명을 대상으로 한 대국민 설문 조사에 의하면 치매국가책임제가 치매 환자와 그 가족에게 도움을 주었다는 응답이 83퍼센트를 차지했습니다. 이런 결과는 치매국가책임제의 추진 배경과 맞물려 있다고 할 수 있습니다.

추진 배경은 다음과 같습니다.

먼저 인구 고령화로 인해 치매 인구가 증가한다는 사실입니다. 예컨대 2018년 65세 이상 노인 인구는 14퍼센트이었지만 2050년에는 38.1퍼센트로 높아지리라 예상됩니다. 그러면 더불어 치매 인구도 증가할 수밖에 없고 그 결과 치료와 돌봄으로 인해 가족들의 신체적, 심리적, 경제적 고통이 가중될 수밖에 없습니다.

그렇다면 우리나라는 그동안 치매 관리를 위해 어떤 길을 걸어왔는지 살펴보겠습니다. 먼저 정부는 1996년 3월에 공식적인 치매 관리 정책을 발표했습니다. 그에 따라 1997년 시군구 보건소에 치매 상담 신고 센터가 설치되었고 치매 상담 요원도 배치되었습니다. 그러다 마침내 2007년 9월 21일을 '치매 극복의 날'로 정하게 됩니다. 치매 극복의 날은 치매 관리의 중요성을 널리 알리고 치매를 이겨내기 위한 범국민적 공감대를 형성하기 위해 제정된 것입니다.

2008년 8월에는 '치매와의 전쟁'을 선포했고 이어서 3차에 걸친 '치매 종합 관리 대책'을 내놓았습니다. 2011년에는 '치매 관리법'을 공포하게 되는데, 치매 관련 문제를 국가 차원에서 관리할 필요가 있음을 인정했다고 볼 수 있습니다.

치매 인식 개선을 위한 정책

좀 더 구체적으로 설명하면 2008년부터 2012년까지 행해진 1차 치매 종합 관리 대책은 '노인이 편안하고 인격적인 삶을 사는 것'을 목표로 했습니다. 즉 치매와 관련하여 어떤 구체적인 비전과 정책을 제시했다기보다는 효과적인 치매 관리를 위해 인프라를 구축했다고 할 수 있지요. 특별히 '치매 극복의 날'을 제정했다는 사실은 치매 환자에 대한 부정적 인식을 개선하기 위해 큰 노력을 기울인 결과물이라고 볼 수 있습니다.

2차는 2013년부터 2015년까지 행해졌는데, 이 기간에는 중앙치매센터와 광역치매센터, 치매 상담 콜센터를 설치하는 등 다양한 인프라가 확충되었다고 할 수 있습니다. 더불어 1차 때 추진되었던 치매의 조기 발견 사업뿐만 아니라 치매 가족을 지원하는 것에 더욱 초점이 맞추어졌다고 할 수 있습니다.

3차는 2016년부터 2020년까지 이뤄졌는데, 1차와 2차가 정책과 사업을 시행하는 공급자 중심으로 이뤄졌다면, 3차는 치매 환자와 그 가족이 지역 사회에서 편하고 안전하게 살아가도록 수요자 중심에 그 초점이 맞추어졌습니다. 즉 편안한 '치매 진단과 치료 그리고 돌봄 서비스'가 될 수 있도록 했지요.

더불어 치매 환자 가족의 부양 부담을 덜어 주는 것에도 주안점을 두었습니다. 이 모든 것은 치매안심센터를 중심으로 이루어지니까, 치매안심센터는 치매의 예방과 관리의 중심축이라고 할 수 있습니다.

치매 종합 관리 대책은 진행 중

2021년부터 2025년까지 진행되는 치매 종합 관리 대책 4차는 3차에서와 같은 연속선상에서 진행 중입니다. 무엇보다 치매 환자가 계속 증가하고 있다는 사실을 염두에 둡니다. 즉 저출산, 고령화로 인해 총인구 중 노인 인구 비율은 2020년 15.7퍼센트에서 2030년에는 25퍼센트 즉 100명당 25명으로 증가할 전망입니다. 여기에다 2020년 65세 이상 중 치매 유병률은 10.3퍼센트이고 2050년에는 치매 환자가 302만 명까지 증가할 것으로 예측됩니다.

더불어 사회경제적 부담도 계속 증가하고 있습니다. 2020년에는 국가 예산이 512조였는데 그에 비해 국가의 치매 관리 비용은 약 17조 3,000억 원이었습니다. 그런데 치매 환자가 계속 늘어나니까 2040년에는 56조 9,000억 원까지 증가하리라고 추정한다고 합니다. 정말 어마어마한 비용이 치매 관리 비용으로 들어갑니다. 마치 밑 빠진 독에 물 붓기입니다. 뭔가 대책이 필요한데 그래서 나온 대책이 치매를 예방하여 치매 환자를 줄이자는 치매 예방 시스템입니다.

거기서 더 나아가 인프라를 지속해서 확충할 필요가 있어 보입니다. 예를 들어 2019년도 말 기준 전국에 256개의 치매안심센터가 설치되었지만, 수많은 치매 환자들이 이용하기에는 접근성이 많이 떨어진다고 할 수 있습니다. 다시 말해 최소한 주민센터처럼 쉽게 다가갈 수 있도록 더 많은 치매안심센터가 필요합니다.

정부에서도 현재 치매안심센터를 확충하려는 방법을 모색한다고 합니다. 또 노인요양시설 내에서도 치매 어르신들만 따로 생활하실 수 있도록 계획한다고 합니다. 치매 어르신들만을 대상으로 하는 치매 전담 주간 보호 센터도 더 늘어나기를 바랍니다.

치매 환자가 가정에 있다면 가족의 돌봄 부담이 너무 큽니다. 거기다가 가족의 부양 의식은 점점 약화하고 있습니다. 그에 반해, 공적 돌봄 서비스에 대한 욕구는 계속 증가하고 있지요. 결국, 이 모든 것을 반영한 정책이 바로 4차 치매 종합관리 계획이라고 봅니다.

따라서 4차 치매 종합관리 계획의 목표는 치매 환자와 가족, 지역 사회가 함께하는 행복한 치매 안심 사회일 것입니다. 그렇다면 치매 환자가 살던 곳에서 안심하고 지낼 수 있도록 지원이 필요하겠지요. 그러니까 1, 2, 3차에 비해 4차에 추가된 점은 바로 '지역 사회'라고 할 수 있습니다.

지역 사회 통합 돌봄 서비스의 장점

'지역 사회 통합 돌봄'이란 주민들이 살던 곳(자기 집)에서 개개인의 욕구에 맞는 사회 서비스를 받으며 지역 사회와 함께 어울려 살아갈 수 있도록 주거, 보건, 의료, 요양, 돌봄, 자립 생활의 지원이 통합적으로 확보되는 '지역 주도형 사회 서비스 정책'을 의미합니다.

다시 말해 몸이 아프거나 거동이 불편하더라도 요양 병원이나 시설에 입소하지 않고 자신이 살던 집에서 필요한 지원을 받으며 살아가도록 국가와 사회가 적극적인 역할을 하여 사회 서비스를 지원하기 위한 정책입니다.

예를 들어 이런 일이 있을 수 있겠지요. 주변을 보면 건강했던 분이 뇌출혈이나 낙상사고를 당해 일반 병원에서 수술한 후에 재활 병원이나 요양 병원에 입원하는 일이 종종 발생합니다. 집에 오고 싶지만 혼자서는 집안일도 할 수가 없고 병원도 갈 수가 없으니까 하는 수없이 요양 병원에 계시는 경우가 참 많습니다. 물론 아들이나 딸네 집으로 가서 돌봄을 받을 수도 있겠지만, 자녀들이 직장에 다니는 경우가 많으니 여러 사정상 쉽지 않습니다.

이런 경우에 이용할 수 있는 제도가 바로 지역 사회 통합 돌봄 서비스입니다. 치료와 돌봄을 함께 받을 수 있는 제도를 말하지요. 이를테면 의사가 직접 집으로 찾아와서 진료를 하기도 하고, 집에서 재활운동을 할 수 있도록 도움을 주기도 합니다. 또는 약사가 와서 약 복용 방법을 알려 주고 간호사는 건강 관리를 어떻게 해야 하는지 꼼꼼하게 설명해 줍니다.

거기에다 거동이 불편해서 화장실에 가기 힘든 분에게는 문턱도 제거해 주고 또 화장실에 안전 손잡이를 설치해 주기도 합니다. 식사를 위해 도시락이나 반찬을 보내 주기도 하고 주간 보호 센터에서 진행하는 프로그램에도 참여할 수 있습니다.

이렇게 자신이 사는 지역 내에서 돌봄을 받으며 질병이 있어도 요양원이나 요양 병원에 가지 않고 예전처럼 살 수 있도록 도와주는 제도입니다. '지역 사회 통합 돌봄' 또는 '커뮤니티 케어'라고 이름이 붙기도 했지요.

아직 시설이 턱없이 부족하다

초고령 사회를 코앞에 둔 시점에서 어르신들이 시설에 가고 싶어 하지 않는 문제도 발생합니다. 이런 문제를 차치하더라도 시설 중심의 돌봄 체계는 한계를 가질 수밖에 없습니다. 왜냐하면 시설이 질병이 있는 모든 어르신을 수용하기에는 턱없이 부족하기 때문입니다.

이런 사실을 간파한 정부는 2019년부터 2022년까지 통합 돌봄 선도 사업을 운영했습니다. 그리고 2023년 7월부터 '노인 의료 돌봄 통합 지원 시범 사업'을 새롭게 추진할 예정입니다. 재정 지원과 관련된 부분은 여전히 숙제로 남아 있지만, 그럴지라도 지역 사회 통합 돌봄이 잘 시행되었으면 좋겠습니다. 더불어 이 사업에 필요한 인적, 물적 자원들도 공적인 것에만 의존하지 말고 지역 사회 안에서 봉사나 기부 활동으로 충당하면 좋겠습니다.

이용 가능한 치매 관련 시설과 서비스

가족 중에 치매 진단을 받은 사람이 있으면 여기저기서 들려오는 말에 혼란스러울 때가 많습니다.

"요양원이 얼마나 쾌적한 줄 알아? 밥도 잘 나오고 환자를 위해서도 그만한 곳이 없는데, 왜 굳이 힘들게 집에서 모시려는 거야?"

"아직도 요양 보호사님 안 오셔? 돈도 얼마 들지 않는데…."

"허리도 아프잖아. 방문 목욕 서비스라는 것도 있어."

"주간 보호 센터에 가면 다양한 프로그램에도 참여할 수도 있고 사람들도 만날 수 있잖아. 집보다 훨씬 좋을 텐데."

거기다가 장기요양 등급 판정이 내려지면 공단에서 등급 관련 서류와 장기요양 이용 계획서를 보내주는데, 이 서류들을 받으면 또 한 번 고민하게 됩니다.

장기요양 보험 등급의 기준은?

우선 장기요양 등급에 대해 말씀드리면, 장기요양 인정 점수를 기준으로 1등급에서 5등급 그리고 인지 지원 등급 총 여섯 개로 나누어집니다.

① 1등급: 일상생활에서 전적으로 다른 사람의 도움이 필요한 자로서 장기요양 인정 점수가 95점 이상인 자.
② 2등급: 일상생활에서 상당 부분 다른 사람의 도움이 필요한 자로서 장기요양 인정 점수가 75점 이상 95점 미만인 자.
③ 3등급: 일상생활에서 부분적으로 다른 사람의 도움이 필요한 자로서 장기요양 인정 점수가 60점 이상 75점 미만인 자.

④ 4등급: 일상생활에서 일정 부분 다른 사람의 도움이 필요한 자로서 장기요양 인정 점수가 60점 미만인 자.
⑤ 5등급: 치매 판정을 받은 것 이외에는 별문제가 없는 자.
⑥ 인지 지원 등급: 5등급과 마찬가지로 신체가 건강한 경증 치매에 해당하는 자.

5등급의 경우 인지 활동형 방문 요양과 주간 보호 센터만 이용할 수 있습니다. 여기서 '인지 활동형 방문 요양'이란 치매 전문 교육을 수료한 요양 보호사가 치매 대상자의 가정을 방문하여 인지 활동(산책, 운동, 인지 향상 프로그램, 일상생활 함께하기 등)을 지원하는 것입니다.

반면에, 인지 지원 등급은 주간 보호 센터만 이용할 수 있다는 점이 가장 큰 특징입니다.

시설급여, 등급에 따라 받는 것

장기요양 등급에 따라 이용할 수 있는 시설과 서비스도 다양합니다. 이런 것을 시설급여 또는 재가급여라고 합니다. 먼저 시설급여에 해당하는 노인요양 시설입니다. 흔히

'요양원'이라 부르는 곳입니다. 우리가 요양원에 치매 어르신을 모시려고 할 때 하는 착각이 있습니다.

뭐냐면 요양 병원이 요양원보다 더 급이 높다고 생각한다는 것입니다. 하지만 요양원과 요양 병원은 그런 식의 차이가 아니라 본질적인 면에서 다릅니다. 이를테면 요양원은 장기요양 등급을 받은 이들이 이용할 수 있는 장기요양 시설이지만 요양 병원은 '병원'이라는 단어가 붙은 것처럼 그저 의료기관일 뿐입니다.

다시 말해 장기요양 등급을 받았다면 요양원을 이용할 수 있으며, 요양 병원을 이용할 때는 장기요양보험 인정 절차 즉 장기요양 등급을 받지 않아도 이용할 수 있습니다.

또 다른 차이로 요양원은 노인성 질환이 있는 사람들을 돌보기 위한 생활 시설입니다. 그래서 주로 요양 보호사들이 이들의 돌봄을 맡습니다. 이처럼 요양원은 '돌봄'을 목적으로 하니까 의료 서비스를 받을 순 없습니다. 대신 요양원과 협약을 맺은 병원의 의사가 월 2회 정도 와서 의료 행위를 합니다.

반면에 요양 병원은 '치료'를 목적으로 하기에 의사와 간호사가 상주하니까 의료 서비스를 충분히 받을 수 있습니다. 즉 요양 병원은 매일 의사의 도움이 필요한 중증질환의 환자 분들이 가는 곳이라 할 수 있습니다.

마지막으로 비용을 살펴보면 요양원이나 요양 병원 모두 정부의 지원을 받기 때문에 20퍼센트 정도만 본인이 부담하면 되는데, 요양원 비에는 돌봄 비용도 포함이 됩니다. 하지만 요양 병원에서는 간병 비를 100퍼센트 개인이 부담합니다. 이런 차이를 보이는 이유는 요양원은 '장기요양 보험'의 적용을 받고 요양 병원은 '건강보험'의 적용을 받기 때문입니다.

단 장기요양 등급을 받았다고 해서 무조건 요양원에 입소할 수 있는 것은 아닙니다. 등급에 따라 입소 여부가 결정되는데 1, 2등급이면 입소할 수 있습니다. 3, 4등급일 경우에 입소하고 싶다면 가족들이 치매 환자를 돌볼 수 없는 상황이거나 아니면 또 다른 특별한 사유가 있음을 인정받아야 합니다. 5등급일 경우에도 3, 4등급과 동일하게 인정을 받으면 요양 시설 입소가 가능합니다.

요양원과 비슷한 곳으로 '노인 요양 공동생활 가정'이라는 시설도 있습니다. 이 시설이 요양원과 다른 점이라면 입소 정원이 아홉 명 이하라는 점입니다.

재가급여,
방문 서비스 등을 받는 것

이번에는 재가급여입니다. 여기에는 주간 보호, 방문 요양, 방문 목욕, 방문 간호 등이 해당합니다. 재가 서비스는 국가에서 85퍼센트를 지원하고 나머지 15퍼센트가 본인 부담금이지만 월 한도액을 넘어서는 비용에 대해서는 100퍼센트 본인이 부담해야 합니다.

먼저 유치원이 아니라 '노치원'이라 불리는 주간 보호 센터는 유치원이나 어린이집처럼 아침 8~10시부터 오후 5~7시까지 도움이 필요한 어르신들을 돌봐드리는 곳입니다. 도움이 필요한 노인성 질환이 있으신 분들이 다니는 주간 보호 센터가 대다수이지만, 요즘은 치매안심센터에 부속된 치매 전담 주간 보호 센터도 있습니다.

주간 보호 센터에서는 인지 활동 프로그램이나 신체 활동 프로그램이 진행되고 식사와 간식도 제공됩니다. 프로그램 외에도 센터의 형편에 따라 자원봉사자들이 어르신들의 손발톱을 깎아드리기도 하고 노인복지관 안에 있는 주간 보호 센터라면 물리치료실에 가서 물리치료를 받기도 합니다.

물론 모든 어르신이 프로그램 시간에 잘 따라 하시는 것은 아닙니다. 어르신의 치매 진행 정도에 따라 종일 쌀과 콩이 섞인 바구니에서 콩을 골라내는 분도 있고 자꾸만 문을 열고 나가려고 해서 다른 어르신들의 활동에 방해가 되는 분이 있지요. 그럴지라도 함께 어울려 식사도 하고 노래도 하고 그러다 보면 정도 들고 나름 친구도 생겨서 사회적 관계가 미약하나마 유지되어가는 것을 보게 됩니다.

또 독거 어르신의 경우 집에 혼자 계실 때보다 약이나 식사를 잘 챙겨 드실 수 있다는 장점도 있습니다. 따라서 경증치매, 치매 초기일수록 주간 보호 센터를 이용하면 유익한 점들이 많습니다. 치매가 많이 진행된 분일수록 "내가 왜 그런 데를 가야 하냐?"라며 가지 않으려 하니까 주간 보호 센터를 이용하기도 쉽지 않습니다.

마지막으로 방문 요양 서비스는 많은 사람이 알고 있듯 요양 보호사가 어르신 댁으로 방문하여 가사 활동이나 식사 도움도 드리고 산책 등의 신체 활동도 돕습니다.

요즘은 치매 전문 교육을 이수한 요양 보호사가 많아져 인지 활동 서비스를 받을 수도 있습니다. 재가급여 서비스에는 요양 보호사의 돌봄 이외에도 방문 목욕과 방문 간호 (간호사가 집으로 찾아가서 투약, 처치, 재활 등의 건강 관리를 하는 것)도 있습니다.

공유자원을 제대로
사용하려면?

심리 이론 중에 '공유지의 비극'이라는 것이 있습니다. 다수가 이용할 수 있는 공유 자원을 개인이 함부로 사용함으로써 자원의 고갈을 초래할 수 있다는 뜻입니다. 공유지의 비극과 관련된 사례를 우리는 주변에서 종종 접할 수 있습니다.

예를 들면 지하철이나 공공장소에 있는 화장실에 갔을 때 아주 지저분한 모습을 봅니다. '자기 집 화장실이라면 이렇게까지 할 수 있을까?' 하는 생각이 들 정도로 너무한다는 생각이 듭니다. 화장실만이 아니라 공원 같은 곳에 가도 여기저기에 쓰레기가 수북이 쌓인 모습을 볼 수 있는데, 왜 그런 것일까요?

여러 이유가 있겠지만 제 생각에는 내 것이 아니라는 생각 때문이 아닐까 싶습니다. 이렇게 '공용' 그러면 우리는 '내 것'처럼 귀하게 여기지 않고 함부로 사용할 때가 정말 많습니다. 그렇다면 공유지의 비극이라는 이론은 어떻게 해서 생겨났을까요?

1833년 영국의 경제학자 윌리엄 포스터 로이드William Forster Lloyd가 소개한 이론입니다. 영국의 한 마을에 가축을 기르기 좋은 공동의 초원이 있었는데, 초원 가까이에 사는 목동들은 누구나 풀을 먹일 수 있었지요. 문제는 사람들이 양에게 풀을 먹이는 일에만 관심이 있고 이 공동의 초원을 관리하는 것에는 전혀 관심이 없었다는 점입니다. 그래서 풀이 채 자라기도 전에 풀을 뜯어 먹는 일들이 벌어졌습니다.

그 결과 초원은 점점 메말라갔고 마침내 메마른 황무지가 되고 말았습니다. 이 이론은 미국 캘리포니아 대학교의 생물학자 가렛 하딘Garrett Hardin이 1968년 〈사이언스〉지에 소개하면서 알려졌습니다. 개인이 공동체를 생각하지 않고 자신의 욕심만 차리면 결국 우리 모두 손해를 볼 수밖에 없다는 내용입니다.

장기요양 등급을 받으면 치매 환자와 그 가족에게 여러 면에서 큰 도움이 됩니다. 문제는 공유지의 비극이라는 심리 이론에서 보듯이 많은 이들이 좋은 제도를 오용한다는 사실입니다. 실제로 부모님이 치매 의심 증상을 보이면 치매 검사를 받기도 전에 먼저 등급을 받기 위해 신청하는 사람들도 있습니다. 그 이유를 물어보면 왠지 등급을 받으면 좋을 것 같아서라고 하지요.

어떤 사람들은 등급이 좀 더 잘 나오게 하려고 부모에게 주소도 모른다고 하고 바보같이 행동하라고 세뇌를 시키기까지 합니다. 사실 등급이 높게 나왔다고 해서 도움을 더 많이 받는 것도 없는데 말입니다.

우리가 장기요양 서비스를 이용할 수 있는 것은 우리 국민 한 사람, 한 사람이 낸 의료 보험료 덕분이라는 사실을 기억해야겠습니다. 내 것만이 아니라 다른 사람의 것, 더 나아가 우리 모두의 것을 아끼고 소중히 여기면 좋겠습니다.

생활 지원사를
아시나요?

생활 지원사는 치매 어르신들을 담당하지는 않지만, 어르신들의 치매를 조기에 발견하고 또 어르신들이 치매 검사를 받도록 권유할 수 있는 위치에서 일하는 참으로 고마운 분들입니다. 예전에는 '독거노인 생활 관리사'로 불렸는데, 정부에서 2020년 1월부터 시작한 노인 맞춤 돌봄 서비스(기존에 흩어져서 행해진 여섯 개 돌봄 서비스를 하나로 통합)에서는 '생활 지원사'로 불리고 있습니다.

생활 지원사들은 65세 이상 일상생활을 영위하기 어려운 취약 노인들에게 다양하고도 적절한 돌봄 서비스를 제공합니다. 여기서 '일상생활을 영위하기 어려운'이라는 표현을 썼다고 해서 아예 거동할 수 없거나 치매 어르신들을 돌본다는 뜻은 아닙니다. 이 말은 장기요양 등급을 받기에는 점수가 부족하지만 혼자 사시는 어르신들이 각종 노인 요양 서비스 혜택을 받을 수 있도록 돕는다는 의미입니다.

좀 더 구체적으로 설명하면 일주일에 한 번씩 어르신 댁으로 방문하여 한 시간 정도 어르신과 이야기를 나누며 어르신의 욕구나 필요를 파악합니다. 어르신들은 비록 짧은 시간이지만 지속해서 자신의 이야기를 들어주고 공감해 주는 사람이 있다는 사실만으로 행복해합니다. 함께 하는 시간이 쌓일수록 어린 시절 이야기부터 현재에 이르기까지 마치 상담 시간인 듯 자신의 마음속 응어리들을 풀어내기도 합니다.

또 다른 경우로 생활 지원사가 오면 스마트폰을 열어 각종 생필품 주문을 요청합니다. 그러면 매우 고맙다고 표현하시지요. 무엇보다 인터넷으로 구매할 때 옆에서 물건과 가격도 비교해가며 자신의 마음에 맞는 물건을 선택할 수 있으니까 너무 좋다고 하지요. 함께 병원을 동행하는 것을 제일 좋아하는 사람들도 있고요. 집의 안전 점검이나 어르신의 몸과 마음의 상태 변화를 관찰하는 것도 생활 지원사의 주요 업무에 해당합니다.

이렇게 일주일에 한 번씩 만나고 또 전화로 통화하고 그러다 보니 생활 지원사들은 누구보다도 어르신들을 잘 파악한다고 볼 수 있습니다. 그래서 어르신들의 인지 기능에 문제가 생겼을 때 가장 먼저 알아차리기도 합니다. 어르신들도 생활 지원사를 믿고 의지하니까 이들이 권유하면 치매 검사를 받는 일도 수월하게 할 수 있습니다. 이처럼 치매를 조기에 발견하도록 돕는 한 부류는 생활 지원사들입니다.

혼자 사는 어르신들의 고충

혼자 사는 어르신들의 경우 치매를 발견하기도 쉽지 않지만 자기 자신을 제대로 돌보지 않는 '자기 방임'도 문제입니다. 자기 방임은 노인 학대 유형 중 하나입니다. 요즘 가정에서, 시설에서 노인 학대가 급증하고 있어서 사회적으로도 이목이 쏠리고 있지요.

노인 학대란 노인에게 신체적, 정신적, 정서적, 성적 폭력 및 경제적 착취 또는 가혹 행위를 하거나 유기 또는 방임하는 것을 말합니다(노인복지법 제 1조 2의 제4호).

먼저 신체적 학대는 구타나 손찌검처럼 물리적 힘 또는 도구를 이용하여 노인에게 신체적 또는 정신적 손상, 고통, 장애를 유발하는 행위를 말합니다. 정서적 학대는 언어나 비언어적인 학대, 즉 욕이나 멸시하듯이 말하는 것, 아니면 조롱하고 모욕감을 느끼게 하는 것 등 노인에게 정서적으로 고통을 주는 행위를 말합니다.

경제적 학대는 노인의 의사에 반하여 노인으로부터 재산 또는 권리를 빼앗아가는 행위로 당사자의 연금이나 보험금 또는 공적 부조 급여를 빼앗거나 허락 없이 당사자의 토지나 자산을 매각해서 그 이익을 가로채는 등의 행위를 말합니다.

성적 학대는 성적 수치심을 유발하는 행위나 성폭력(성희롱, 성추행, 강간) 등 노인의 의사에 반하여 강제적으로 행하는 모든 성적 행위를 말합니다. 사람들이 보고 있는데 노인의 성적 부위를 드러내고 옷 또는 기저귀를 교체하는 것도 성적 학대에 해당합니다.

유기는 보호자 또는 부양 의무자가 노인을 버리는 행위를 말합니다. 이를테면 연락을 두절하고 왕래하지 않는 것, 시설이나 병원에 입소시키고 연락을 두절하는 것, 낯선 장소에 버리는 것 등이 해당합니다.

　마지막으로 방임, 특별히 자기 방임은 '노인 스스로가 복용해야 할 약을 먹지 않거나 식사를 거르는 등 관리를 하지 않아 심신이 위험한 상황에 빠지거나 사망에 이르게 되는 행위'를 말합니다.
　전문가들에 따르면 노인의 자기 방임은 신체 및 정신건강 문제로 이어질 수 있다고 경고합니다. 예를 들어 자기 방임이 지나치면 사회적 접촉이 없는 고립된 노인이 되고 그 결과 고독사나 자살로 생을 마감할 수 있다는 의미입니다.

생활 지원사가
보람을 느끼는 순간

　생활 지원사들에 따르면 자신들이 담당한 어르신 중에 처음 뵈었을 때는 자포자기한 사람처럼 자신을 돌보지 않던 어르신이 조금씩 자기 방임에서 벗어날 때 보람을 느낀다고 합니다. 이를테면 집에서 불쾌한 악취가 풍기고 식사 대신

라면을 주식으로 삼는 경우가 있답니다. 아니면 옷가지나 가재도구가 하나도 정리되어 있지 않아서 발 디딜 틈이 없는 불결한 환경 가운데 생활하고 있는 분들을 대할 때가 그렇다고 하지요. 이런 분들이 자기 자신을 챙기고 집안을 정리하며 다시 살아갈 힘을 얻는 것, 이것은 모두 생활 지원사들 덕분입니다.

생을 포기한 듯이 자신을 아무렇게나 대하는 어르신들도 있지만, 너무 아끼느라 자신을 돌보지 않고 그래서 자신도 모르게 자기 학대로 이어지는 분들도 있습니다.

어느 생활 지원사는 겨울이면 늘 덧신을 가방에 넣고 다닌답니다. 홀로 사는 어르신들은 자식들에게 경제적 부담을 주지 않으려고 합니다. 또는 형편이 너무 어려워서 겨울이면 보일러를 돌리지 않고 전기장판 하나로 견디기도 하시지요. 그래서 생활 지원사들이 어르신들을 찾아뵐 때는 발이 시려서 덧신을 신고 들어가야 한다고요.

한국보건사회 연구 위원 이윤경의 〈노인 학대 대응정책의 현황과 과제〉라는 보고서를 보면 노인 학대 신고 건수가 해마다 증가하는데, 2005년부터 2015년까지 자신을 돌보지 않는 자기 방임 노인은 열 배 이상 늘어났다고 합니다. 어르신들을 돌보는 종사자들뿐만 아니라 우리 모두 관심을 가지고 주변을 돌아봐야 하겠습니다.

나아가 우리 모두 각자가 사는 지역에서 나름의 방식으로 생활 지원사가 될 수 있습니다. 봉사하는 마음으로 내가 사는 동네에서 내가 돌볼 분을 한 분 정도 정하면 됩니다. 그리고 일주일에 한 번 정도 가볍게 찾아가서 안부도 묻고 어떻게 지내셨는지 이야기하다 오면 됩니다. 그것으로 충분합니다.

행복의 파랑새는 가까이에 있다

어느 생활 지원사가 치매 어르신을 돌보는 일에 행복을 느낀다는 말을 들었습니다. 심리 용어 중에 '파랑새 증후군'이라는 말이 있습니다.

이 책을 읽고 있는 독자 여러분은 '파랑새' 그러면 무엇이 떠오르시는지요? 어떤 분은 작고도 귀여운 파란빛의 새가 떠오를 것입니다. 아니면 노벨상을 받은 작가가 쓴 동화가 생각나는 분도 있겠고요. 벨기에 극작가 모리스 마태클링크 Maurice Maeterlinck의 《파랑새》라는 동화 이야기를 먼저 해 보겠습니다.

동화의 주인공은 나무꾼의 남매입니다. 어느 날 남매는 꿈속에서 요술쟁이 할머니 집에 가게 됩니다. 할머니는 자신의 병든 딸을 치료하기 위해 행복의 파랑새를 찾아 달라고 부탁했습니다. 그래서 남매는 행복의 파랑새를 찾아 여기저기 다녔지요. 추억의 나라, 밤의 궁전, 달밤의 묘지 등 행복의 파랑새를 찾아 정신없이 돌아다녔지만 찾을 수가 없었습니다.

그러다가 꿈에서 깨어났는데, 그 순간 깜짝 놀랐어요. 왜냐하면 자신의 집에서 이미 파랑새를 키우고 있었다는 사실을 알아차렸기 때문입니다. 남매가 파랑새를 결국 집에서 발견한 것처럼, 행복은 멀리 있지 않고 내 주변 아주 가까운 데에 있음을 동화는 말하고 있지요.

'파랑새 증후군'은 바로, 파랑새를 찾아 헤맸던 동화 속의 주인공들처럼 행복을 가까이에서 찾지 않고 닿을 수 없는 아주 먼 곳에서 찾으려고 하는 모습을 말하지요. 치매 환자를 돌보는 일은 힘들지만, 그 가운데에서 소소한 즐거움과 감사 거리를 찾을 때 우리는 파랑새 증후군에 빠지지 않고 삶이 더욱 행복해지리라 생각합니다.

사람들은 '행복'이라고 하면 아주 거창한 것을 떠올릴 때가 많습니다. 좋은 직장에 들어가서 돈을 많이 벌거나 큰 아파트를 장만하거나 아니면 명품 가방을 구매하는 것으로 착각합니다. 그래서 행복을 누리는 일이 어느 순간 성취해야 할 어떤 목표로 바뀌기도 합니다. 하지만 실제로 그런가요? 행복은 내 주변에서 알아채고 발견하는 것입니다.

    치매 환자와 생활할 때도 마찬가지입니다. 돌보는 상황이 고통스럽지만, 치매 환자가 활짝 웃는 미소 속에서도 얼마든지 행복과 기쁨을 찾고 또 느낄 수 있습니다. 치매 환자가 건네는 "고맙다"라는 말 한마디에 하루의 피로가 다 씻겨 내려가는 행복감도 느낄 것입니다. 누구라도 행복의 파랑새를 먼 곳이 아닌 자신이 있는 지금, 여기에서 찾으면 좋겠습니다.

치매 환자에게 존엄한 죽음이란?

얼마 전 지인으로부터 이런 이야기를 들었어요. 자신의 어머니는 평소 연명의료를 하지 않겠다고 자주 말씀하셔서 가족들이 모두 알고 있었다고 해요. 하지만 막상 연명의료 중단을 결정해야 할 상황에서 가족들 의견은 제각기 달랐고 다툼 끝에 연명의료를 이어갔답니다.

하지만 어머니는 돌아가셨고 그 뒤에 곰곰이 생각해 보니 어머니만 고통스럽게 한 것은 아니었는지 죄송한 마음이 들었답니다. 더불어 가족들과 다투었던 경험까지 고스란히 마음속에 상처로 남아 있다고 합니다.

고령의 어르신일수록 꼭 외출하지 않더라도 한밤중에 화장실에 갔다가 넘어지는 등의 낙상사고가 종종 일어납니다. 그러면 걷기가 힘들어지고 수개월 뒤에 회복이 되더라도 또다시 넘어질까 봐 예전처럼 움직이려 하지 않습니다. 그러면 근력이 떨어지고 근력이 떨어지면 또다시 활동량이 줄어드는 악순환이 반복되지요.

이렇게 집에만 있으면 입맛도 없어지고 그래서 영양 상태도 불량해집니다. 그러다 어느 날부터인가 집안에서조차 보조 기구에 의지하다 결국 자리에 눕게 되는 상황이 오지요. 그러면 집에서 부모님을 돌보는 일이 어려워 요양원으로 모시는 일이 흔하게 벌어집니다. 그리고 종국에는 별 의미 없는 연명의료를 받다가 돌아가시게 되는데, 돌아가시고 나면 가족들은 연명의료가 꼭 필요했는지 생각하면서 뒤늦은 후회를 하는 모습을 여러 번 보았습니다.

그것만이 아니지요. 요양 병원을 한 번이라도 방문을 해봤다면 삶의 끝자락에 선 환자에게 콧줄로 음식물을 넣는 모습을 보았을 것입니다. 환자가 콧줄을 빼려고 잡아당기면 손까지 묶고 다시 콧줄을 끼는데 그때 고통스러워하는 환자의 모습은 차마 보기 힘든 일이지요.

이런 상황을 본 사람들은 "나는 연명의료를 받지 않고 자연사 하고 싶다"라고 말하지요. 이 말은 편안하고 존엄하게 죽음을 맞이하고 싶다는 뜻일 것입니다. 결국, 연명의료는 회생 가능성이 없는 사람에게 시간만 연장해 주는 고통이고 가족들에게는 말로 표현하기 어려운 괴로움이 될 수 있습니다. 그래서 연명의료는 신중하게 결정되어야 합니다.

연명의료에 관한 자기 결정권

자연사는 신체가 나이 들어 노화로 인한 죽음을 말하고, 존엄사는 사망하는 사람의 존엄성 확보를 목적으로 환자의 자기 결정권을 강조하는 용어입니다.

그렇다면 연명의료란 무엇일까요? 임종 과정 중에 있는 환자(회생 가능성이 없고 치료를 했지만 급속도로 증상이 악화되어 사망이 임박한 상태)에게 하는 심폐소생술, 인공호흡기 착용, 혈액 투석, 항암제 투여 등으로 임종 과정의 기간만 연장하는 것을 말합니다.

특별히 연명의료 중단 등의 결정과 관련하여 연명의료 유보는 임종 과정에 있는 환자에게 연명의료를 처음부터 시행하지 않는 것을 말합니다. 연명의료 중단은 임종 과정에 있는 환자에게 이미 시행하는 도중에 있는 연명의료를 중지하는 것이지요.

'사전 연명의료 의향서'는 내가 임종을 앞둔 환자가 됐을 때 연명의료를 받지 않겠다고 사전에 문서로 작성을 해 두는 것입니다. 이건 2018년 2월부터 시행되었는데 19세 이상이라면 건강한 사람이라도 작성할 수 있습니다.

문제는 연명의료 결정법에서 치매 환자는 사전 연명의료 의향서나 연명의료 계획서 필수 작성 대상에 포함되지 않았다는 것입니다. 왜냐하면 치매 환자는 삶과 죽음을 놓고 어떤 결정을 내릴 수 있는 의사결정 능력을 상실했다고 보기 때문이지요.

하지만 대만은 2019년부터 연명의료 결정법 적용을 심각한 치매 환자에게까지 확대했으며 일본도 2006년부터 연명의료 중단을 허용하고 있습니다. 따라서 우리나라에서도 머지않아 풀어야 하는 숙제라고 생각합니다.

이런 추세를 반영하지 않더라도 치매가 온 뒤에도 삶은 계속되고 다른 사람들과 똑같은 발달 과업을 거칩니다. 그렇기에 우리는 치매 환자의 연명의료 중단에 관심을 기울여야 합니다. 다시 말해 노년기 삶의 중요한 발달과업은 자아통합인데, 자아통합의 큰 줄기는 지금까지 자신이 살아온 삶이 나름 괜찮은 삶이었음을 인정하면서 앞으로 다가올 죽음까지도 받아들여야 하지요.

따라서 노년기에는 죽음, 특별히 품위 있고 존엄하게 생을 마감하는 '웰 다잉(Well-dying)'에 관심을 두고 능동적으로 죽음을 준비할 시기입니다. 그런 능동적인 행동 중 하나가 바로 사전 연명의료 의향서 작성이라고 생각합니다.

사전 연명의료 의향서를 작성했더라도 처음 시작할 때 예를 들었던 것처럼 막상 연명의료 여부를 결정해야 할 상황이 되거나 부모에게 치매가 오면 상황은 달라질 수 있습니다. 특별히 부모에게 치매가 왔을 때 의사결정권은 법적 가족에게 있습니다. 치매 환자가 임종 과정에 이를 때 편안하고 존엄한 마무리를 위해서는 연명의료 결정에 대한 가족의 태도가 중요합니다.

한 가지 기억할 것은 막상 일이 닥치면 평상시에 치매 환자의 생각보다 효 사상에 바탕을 둔 도리나 체면을 중시하는 가족 문화가 크게 영향을 미친다는 사실입니다.

따라서 시니어들일수록 연명의료와 관련하여 미리미리 자신의 의사를 가족들에게 자주 언급하면 좋겠습니다. 가족들이 그 마음을 잘 이해할 수 있도록 말이지요.

자녀들은 연명의료를 알아보고 먼저 부모에게 연명의료와 관련한 이야기를 나누면 어떨까요?

연명의료에 대한 부모님의 생각을 알게 되는 시간일 것입니다. 불안은 몰라서 오는 마음입니다. 우리가 불안한 감정을 나누면 그 감정에서 벗어나듯이 그렇게 부모 자신도 죽음에 대한 불안을 줄일 수 있고, 죽음을 저항 없이 받아들이도록 도울 것입니다.

치매 예방만큼 꼭 필요한 죽음 교육

저는 아직 연명의료 여부를 결정해야 하는 상황을 경험하지는 않았습니다. 하지만 치매 어머니와 함께 생활하면서 늘 '죽음 준비 교육'이라는 생각을 염두에 두고 대화합니다. 어머니가 죽음을 두려워하지 않고 자연스럽게 받아들일 수 있도록 어머니가 살아온 삶을 칭찬해 드리면서 심리적 안정을 꾀합니다.

이를테면 이런 식입니다.

"엄마, 엄마는 인생을 참 잘 살아오셨어요. 이 세상에 살면서 하나님 잘 믿고 사는 것이 큰 복인데, 엄마는 우리 가족 모두 전도했지요. 또 엄마는 못 먹고 못 입어도 남편과 아들딸을 마음 다해 챙기셨습니다. 친정과 시댁 조카들 데리고 있으면서 돌보고 주변 사람들에게 늘 베풀면서 친절하셨어요.

엄마는 칭찬받을 일이 끝없이 많네요. 천국 가면 하나님이 또 그곳에 있는 사람들 앞에서 우리 엄마 칭찬해 주실 거 잖아요. 그러니 엄마는 이 땅에 사는 동안도 좋지만, 죽음도 무섭지 않으실 거라 믿어요."

그러면 고개를 끄덕이시면서 편안해하십니다. 치매 중기가 지나도 죽음을 수용할 수 있지만, 치매 초기이거나 경도인지장애일 때라면 죽음에 대해 나누기가 훨씬 더 수월할 것입니다.

흔히들 치매는 오래 산다고 생각해서 이런 작업을 자꾸 미루는 경향이 있는데, 좀 더 서둘러야겠습니다. 더불어 치매 환자의 경우에는 연명의료 결정을 대리하는 치매 환자 가족들의 태도가 중요함을 다시 한 번 강조합니다. 이때 가족들의 의견이 일치되는 일은 더더욱 중요합니다.

치매 가족이 느끼는 감정의 변화

엘리자베스 퀴블러 로스는 1968년 《죽음과 죽어감》이라는 책에서 죽음의 과정이 5단계의 감정 변화를 거쳐 이루어진다는 이론을 발표했습니다. 죽음의 5단계 과정은 '부정-분노-타협-우울-수용'입니다.

이 이론은 말기 암 환자들을 대상으로 진단에서부터 임종에 이르기까지의 감정 변화를 다룹니다. 이것에 비추어 치매 환자 가족들이 겪는 감정 변화를 기술해 보려고 합니다.

치매 환자 가족은 치매 당사자도 아니고 또 죽음을 선고받은 것은 더더욱 아닙니다. 하지만 치매는 다시 원래 상태로 완벽히 회복될 수 있는 병이 아니기에 치매 환자 가족들도 죽음을 앞둔 말기 암 환자들과 비슷한 심리 변화를 겪으리라고 생각됩니다. 치매 환자 가족들이 겪는 심리 변화 단계를 살펴보면서 그들을 좀 더 이해하는 마음을 가지면 좋겠습니다.

1 치매 환자 가족의 심리 변화: 부정

사람은 죽음을 마주할 때 첫 번째는 부정의 단계를 겪습니다. 부정은 사람들이 자신의 진단을 받아들이지 못할 때

나타나는 현상입니다. 예컨대 "아니야, 절대 그럴 리가 없어. 오진일 거야"라고 말하면서 다른 병원에 가서 또다시 검사하기를 반복합니다. 평상시에 죽음을 별로 생각해 보지 않았던 사람일수록 자신이 죽을병에 걸렸다는 사실을 받아들이지 못하고 자신이 죽는다는 생각을 부정하려 듭니다.

이런 경우 환자가 자신이 처한 상황을 부정하는 심리를 이해하고 그들이 자신에게 처한 현실을 받아들일 수 있도록 그들이 쏟아놓는 말을 정성껏 들어주어야 합니다.

치매 환자 가족들에게도 똑같은 일이 벌어집니다. "우리 어머니가 치매라니, 그럴 리가 없어. 뭔가 잘못된 거야"라면서 가족의 치매 치료를 거부하는 사람이 있습니다. 그러다가 배회하여 실종되는 경우처럼 큰일이 벌어질 때까지 가족의 치매를 내버려 두는 사람도 있습니다.

② 치매 환자 가족의 심리 변화: 분노

두 번째 단계는 분노의 단계입니다. 자기 죽음을 아무리 부정해도 소용없는 때가 결국은 오고 맙니다. 이때는 폭풍 같은 분노를 쏟아내는 단계로, 예컨대 병원 창문 밖으로 길을 가는 사람을 봐도 "하필이면 왜 나야? 말도 안 돼. 왜 저 사람이 아니고 나냐고" 하면서 분노와 원망의 말을 퍼부어

대니까 이 단계에 있는 사람을 대하기가 쉽지 않습니다.

따라서 이때도 "분노하지 마, 너보다 더 젊은 나이에 세상을 떠나는 이들도 많잖아"라고 위로하는 건 아무런 도움이 되지 못하지요. 차라리 환자가 분노를 충분히 표현할 수 있도록 옆에서 들어주는 편이 좋습니다. 자신의 분노를 충분히 표현하지 않으면 분노는 시간이 지나도 없어지지 않고 점점 더 큰 분노를 불러일으킬 수 있기 때문입니다.

치매 환자 가족들도 서로 '너 때문이야'라며 부모 속을 썩인 형제자매를 향해 원망하는 마음을 쏟아 놓기도 하고 때로는 신이 분노의 대상이 되기도 합니다.

③ 치매 환자 가족의 심리 변화: 타협

세 번째 단계는 타협의 단계입니다. 대개 이 단계에서는 초월적인 존재인 신과 타협을 하려고 합니다. 마치 어린아이가 "엄마, 아이패드 사주시면 열심히 공부해서 1등 할게요" 하고 무조건 엄마와 타협을 하려는 것처럼 그렇게 일방적으로 신과 타협을 하려고 합니다. 이를테면 "네, 받아들일게요. 그런데 하나님! 우리 막내 지금 막 연애를 시작했는데, 결혼해서 아이 낳을 때까지만요"라는 식으로 종교가 있든 없든 신에게 조건을 제시하게 됩니다.

치매 환자 가족도 마찬가지입니다. "치매는 진행을 늦출수 있다던데, 하나님, 우리 어머니 치매 진행 좀 최대한으로 늦춰 주세요. 한 5년은 자식도 알아보고 일상생활은 어느 정도 하실 수 있게 도와주세요"라며 신과 일방적인 타협을 하려 듭니다.

④ 치매 환자 가족의 심리 변화: 우울

네 번째는 우울의 단계입니다. 부정-분노-타협의 단계를 거치고 나면 이제 깊은 우울감에 빠지게 됩니다. 이 상황에서도 대부분 가족이나 병문안을 간 사람들은 환자를 위로하려고 일부러 재미있는 이야기도 하고 또 너무 상심하지 말라며 위로하려 듭니다.

하지만 죽음을 앞둔 환자가 보이는 우울증은 일반 우울증과는 다르지요. 즉 자기 죽음이 기정사실이 된 상태에서 온 우울입니다. 따라서 성급하게 위로의 말을 하는 것보다는 환자가 자신의 슬픈 감정을 마음껏 표현하도록 그저 들어주고 옆에 함께 있어 주는 편이 좋습니다.

환자가 말을 걸지 않으면 굳이 말을 걸려고 애쓰지 말고 최소한의 말만 해도 좋습니다. 마음을 표현하고 싶으면 가볍게 손을 잡아 주어도 좋습니다. 우리가 장례식장에 가면 말보다 그곳에 있는 우리의 존재 자체가 위로이듯 죽음을 앞둔 환자에게도 누군가 옆에 있어 주는 것만으로도 큰 힘이 됩니다.

치매 환자 가족도 같습니다. 치매는 시간이 지날수록 더욱 진행되어 상태가 나빠지는 모습을 눈으로 직접 보니까 마음이 너무 아프지요. 판단의 말이 아니라 치매 환자를 돌보는 이가 하는 말에 마음을 다해 귀 기울이면 좋겠습니다. 아무리 연세가 드셨어도 부모의 치매가 점점 더 진행되는 모습을 매일 옆에서 지켜보는 자식의 마음은 뭐라 표현할 수 없이 아프고 그래서 우울할 수밖에 없기 때문입니다.

5 치매 환자 가족의 심리 변화: 수용

마지막 단계는 수용의 단계입니다. 우울의 단계를 거치면서 조금씩 죽음을 수용하게 됩니다. 이 말은 이제 담담히 떠날 때를 기다린다는 의미입니다. 하지만 치매 환자 가족에게 있어 수용의 단계는 좀 다른 의미를 가집니다. 왜냐하면 이 수용의 단계에 이를 때 비로소 진정한 돌봄이 시작되기 때문입니다.

다시 말해 가족에게 치매가 왔다는 현실을 인정하고 받아들이는 시기이지요. 이 단계는 엄청 중요한데, 그래야 원래의 상태로 회복될 수는 없지만 치매 환자의 잔존기능에 초점을 맞추어 치매 환자가 삶을 그런대로 행복하게 살아갈 수 있도록 돌볼 수 있기 때문입니다.

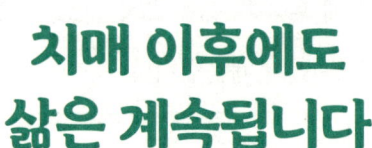

치매 이후에도
삶은 계속됩니다

　주변에서 보면 1, 2년 사이에 몰라보게 달라진 어르신들을 종종 보게 됩니다. 물론 신체적인 건강 면에서도 그렇지만, 기억력이나 인지 기능이 너무 떨어져서 깜짝 놀랄 때가 있습니다.
　예를 들어 집 주변 공원이나 놀이터에서 만났는데, 예전과 달리 잘 못 알아보기도 하고 했던 말이나 질문을 계속 반복하지요. 또는 어르신 댁에 방문했을 때 과일을 냉장고에서 꺼내기는 했는데 어떻게 깎아야 할지 몰라서 망설이는 어르신도 있었습니다.

이렇듯 어느 날 갑자기 '치매 리스크'가 찾아옵니다. 이때 '앗, 부모님(배우자)이 이상하네. 혹시 치매 아니신가?'라고 느끼게 되고 검사 후 실제로 치매 진단을 받게 됩니다.

그러면 이 사실을 당사자에게 어떻게 알려야 하는지 무척 고민이 됩니다. 어떤 50대 후반의 여성 분이 그러셨어요. 검사한 뒤에 "엄마, 치매래"라고 했더니, "너 지금 뭐라고 했어? 내가 왜 치매야? 그런 말 하려면 이제 우리 집에 오지 마!"라며 마구 화를 내었다고 했습니다.

이런 일은 치매와 관련하여 종종 볼 수 있습니다. 가족들은 치매에 걸린 당사자에게 어떻게 알려야 할지 망설이게 됩니다. 당사자가 자의식이 있는 경우라면 '치매'라는 말을 들을 때 불안하고 창피한 감정이 혼재되어 어쩔 줄 몰라 하기 때문입니다. 이럴 때는 "어머니, 치매예요"라고 말하기보다는 "의사 선생님이 어머니에게 치매가 올 가능성이 아주 크대요"라고 하면 대개는 그런대로 받아들이시면서 약도 잘 드시지요.

요즘처럼 고령 인구가 급증하는 시대에는 장수하면 할수록 신체 기관에도 문제가 생기고 인지 기능이 떨어질 수밖에 없으니까 나이 듦과 더불어 치매가 올 확률도 높아집니다. 어떤 누구도 치매를 피해갈 수는 없습니다. 이렇게 치매를 피해갈 수도 없지만, 치매가 왔다고 해서 삶이 끝나버리는 것은 더더욱 아닙니다.

몸에 밴 습관의 힘

우리는 치매를 예방도 해야 하지만, 나 자신은 치매에 걸릴 준비를 어떻게 하고 있는지 생각해 보아야 합니다. 나 자신에게, 또는 내 가족에게 치매가 덮쳤을 때의 삶에 대해서도 미리 준비해야 하지요.

많은 사람들이 치매로 인한 기억상실이나 인지능력 장애, 이상행동에만 초점을 맞추어서 치매가 오면 사람 구실을 못하고 삶은 끝났다고 생각합니다. 하지만 실제로는 치매가 와도 여느 사람처럼 삶은 계속됩니다.

이를테면 희로애락의 감정을 느끼며 일상을 살아갑니다. 앞에서 저희 어머니가 산책하면서 어린아이를 만나면 "예쁘다"라고 말해서 그 아이와 부모를 기쁘게 했듯이, 치매 환자도 얼마든지 다른 이들에게 사랑과 기쁨을 주며 살아갈 수 있습니다.

저는 늘 어머니에게 이야기합니다.

"엄마가 이렇게 집에만 계시지만 엄마가 제일 잘할 수 있고 또 해야 할 일이 있는 거 아시죠? 하나님이 엄마 기도는 잘 들어주시잖아요! 그러니까 엄마가 기도해 주셔야 해요…. 엄마, 우리 주변에 있는 어려운 사람들에게 직접 가서 도와주지 못해도 엄마가 그들을 위해서 기도해 줄 수 있잖아요. 그리고 나라와 민족을 위해서도요."

그러면 어머니도 할 일이 있다는 딸의 말을 듣고 자신이 가치 있는 사람으로 느껴지는지 좋아하십니다.

요양 시설에서 일하시는 분들에 따르면 입소하신 분들의 습관을 보면 그들이 어떻게 살아왔는지 알 수 있다고 합니다. 예를 들어 식사하시고 나면 '감사하다'라고 인사를 하는 분도 있고 아들딸이 사 온 간식을 먹을 때면 꼭 옆에 있는 분에게 나누어 주는 분이 있다고 합니다. 이런 것은 몸에 밴 습관 때문이라고 할 수 있지요.

아리스토텔레스는 '일상의 대부분 행동은 의식적인 습관이 아니라 무의식적인 습관으로부터 나온다'라고 했는데, 이

점은 치매 어르신들이라고 해서 예외는 아닌 듯합니다. 몸에 밴 습관들이야말로 치매 어르신들이 어느 정도 삶을 지탱해 갈 수 있도록 해 줍니다. 이처럼 치매로 인해 사령탑이라 불리는 뇌 기능에 문제가 생겨도 몸에 밴 습관들은 치매 이후의 삶을 계속 이어가도록 하기 때문에, 살아가면서 무엇보다도 긍정적인 습관이 몸에 배도록 힘써야 합니다.

그렇다면 이 책을 읽고 있는 독자 여러분에게는 어떤 습관이 있나요? 혹시 치매가 와도 다른 사람에게 웃음을 지을 만 한 습관이 있으신가요?

결국, 치매 예방도 중요하지만 치매가 와도 삶은 계속되기에 이왕이면 좋은 습관들이 몸에 배어서 그 습관들이 좋은 삶으로 이어지면 좋겠습니다.

치매 이후, 삶을 위한 교육

치매가 오고 난 뒤에 어떻게 살아가면 좋을지에 대한 교육도 중요합니다. 우리나라에는 평생교육의 차원에서 중장년을 대상으로 하는 무료 교육 프로그램이 곳곳에 많이 있습니다. 그러나 치매를 받아들이고 당당하게 자신의 상태를

밝히면서 도움을 청할 수 있도록 도울 수 있는 과목이나 프로그램은 많이 없는 듯합니다. 치매를 위한 사전 교육에 다음과 같은 것들이 들어가면 어떨까 싶습니다.

① 삶은 '나 자신을 있는 그대로 사랑하는 것'이라는 지혜를 배운다.
② 치매가 오는 이유, 치매가 왔을 때 일어나는 변화들, 치매 예방법, 이를테면 음식, 운동, 정서적 건강 등 여러 영역별로 치매 예방을 위해 필요한 것을 포괄적으로 다룬다.
③ 치매가 왔을 때 미리 준비해야 할 것을 배운다. 이를테면 어디에서 어떻게 살고 싶은지 또는 치매가 왔을 때 무료하게 보내지 않도록 놀이 삼아 즐겁게 할 수 있는 것을 하나씩 생각해 보고 실제로 그것들을 배워서 준비한다.
④ 나의 결정능력이 상실되었을 때를 대비해 사전 연명의료 의향서나 유언장처럼 미리 준비해 두어야 할 것이 무엇인지 찾아본다.
⑤ 나 자신이 치매 당사자는 아닐지라도 내 주변에 있는 치매 환자들과 관계를 잘 맺고 그들과 소통할 수 있도록 소통 방법을 잘 배운다.
⑥ 가능하면 현재를 누리면서 늘 감사하는 마음으로 하루하루를 살아가는 삶의 태도를 갖는다.

오로지 치매만을 대비하기 위한 것은 아닙니다. 요즘 실버타운에서 이런 일이 많이 벌어진답니다. 실버타운을 본인이 선택하지 않았기 때문에 급한 상황에 이르러 자녀들이 고르고 선택했는데, 막상 부모인 당사자가 들어가서는 본인들의 취향에 맞지 않는 곳이라 나가겠다고 한답니다.

더 나이 들면 어떤 주거 시설이나 요양 시설에 갈 것인지 또 외출이 점점 힘들어질 때 시간을 보낼 수 있는 재미있는 소일거리도 미리미리 구체적으로 생각해 보아야 합니다.

어느 날 갑자기 죽음이 찾아올 수 있듯이 치매도 그렇습니다. 치매가 점점 진행될수록 스스로 결정하기 어려운 것들이 더욱 많이 생길 수 있는데, 앞에 말한 준비 사항들을 미리미리 챙겨 두면 좋겠습니다.

인생 후반전에도
인성교육이 필요하다

우리는 '인성교육' 그러면 단순히 예절교육을 떠올리거나 아니면 좀 착해지는 교육쯤으로 아주 좁게 생각하는 경향이 있지요. 특별히 대학에서 이루어지는 인성교육에는 예절교육을 포함해 자기이해, 타인이해 그리고 공동체 교육이라는 세 가지 주제를 가지고 학생들을 훈련합니다.

인성교육은 한 번 사는 인생을 행복하고 의미 있게 살아가기 위한 교육이라고 할 수 있습니다. 따라서 인생을 준비하는 젊은이들에게 필수과목이라 할 수 있는데, 100세 시대라 불리는 요즘은 인생 후반전을 준비할 때도 꼭 필요한 교육입니다. 하나씩 설명을 해 보겠습니다.

① 100세 시대를 위한 교육: 자기이해

첫 번째는 '자기이해'입니다. 자기이해라 하면 말 그대로 나를 알아가는 것입니다. 내가 잘하는 것은 무엇인지부터 시작해서 나는 어떤 음식을 좋아하고 어떤 스타일의 옷을 좋아하는지, 또 나의 대화 스타일은 어떤지, 더 나아가 나는 어떤 가치관을 따르고 있는지와 같이 예를 들자면 끝이 없습니다.

그중에서 가장 중요한 것은 나는 이 세상에 하나밖에 없는 귀한 사람임을 아는 것입니다. 그래야 혹시 치매가 오더라도 남들과 비교하지 않고 나의 모습 그대로를 인정하며 행복하게 살아갈 수 있기 때문입니다.

특별히 노년기의 발달과업은 '자아통합'입니다. 자아통합이란 그동안 자신이 살아온 삶을 돌아보는 일입니다. '우여

곡절도 많았고 산 넘어 산이었고 정말 죽고 싶을 만큼 좌절할 때도 있었고, 반대로 기쁜 일도 있었지만 어떤 상황에서도 나는 최선을 다했어. 그래, 이만하면 잘 살았어'라고 자신을 인정하는 일이지요. 칭찬하면서 자신의 삶에 나름의 의미를 부여하고 죽음까지도 받아들일 수 있게 되는 것입니다. 따라서 진정한 자아통합이 이루어진다면 이 세상에서 살면서 설령 치매가 온다고 해도 자신의 그런 모습까지도 끌어안을 수 있고 자신을 귀하게 여길 수 있을 것입니다.

② 100세 시대를 위한 교육: 타인이해

두 번째는 '타인이해'입니다. 타인이해란 우리는 서로 모든 면에서 다르다는 사실을 인정하는 일입니다. 다르다는 이유로 다른 사람을 비난하기보다 오히려 달라서 배려하는 삶을 말하지요. 그래서 '관계 속에서의 소통법'이 중요하게 다루어집니다.

또 하나는 '예절교육'입니다. 누군가를 만나면 내가 먼저 인사하고 엘리베이터를 탈 때도 순서를 지키고 식당에서 내가 먹은 자리는 깔끔하게 정리하는 것 등등을 다룹니다. 어른들에게 뭐 이런 유치한 교육을 하느냐며 볼멘소리를 할 수도 있겠지만, 정작 이런 예절을 하나씩 배우고 실천한 사람들은 이런 교육을 꽤 만족해합니다.

왜일까요? 그 이유는 행복은 강도보다 빈도이기 때문입니다. 이 말은 일반적으로 큰 성공이나 성취를 했을 때 느끼는 행복보다 사소한 배려에서 기쁨이나 만족감을 자주 느낄 때 더 행복하다는 뜻입니다.

이를테면 별것 아닌 듯하지만 누군가가 먼저 하는 인사를 받고 나보다 먼저 식사한 사람이 그 테이블을 깨끗하게 정리해 놓으면 행복을 느낀다는 의미입니다. 반대의 경우도 마찬가지입니다. 이런 행동이 습관으로 굳어지면 치매가 와도 사람들에게 얼마든지 기쁨을 줄 수 있습니다.

인성교육이 인생을 잘 살아가기 위한 평생 교육인 것처럼, 인생 후반전을 잘 살아갈 수 있도록 돕는 교육에 이런 인성교육과 더불어 치매를 이해할 수 있는 교육이 포함되면 좋겠습니다.

그러면 우리는 자기 자신을 이해함으로써 다른 사람들을 더욱 이해할 수 있게 되고 그래서 다른 사람들을 배려하는 마음들이 모일 것입니다. 그렇게 되면 공동체는 당연히 아름다운 공동체, 서로를 위해 돕고 봉사하는 공동체가 될 것이라 확신합니다.

'치매 파트너'와
'치매 파트너 플러스' 교육

일본은 치매와 관련한 정책을 활발하게 펼치는 나라입니다. 그들의 치매 대응 정책의 핵심은 '교육'입니다. 치매 인구가 많은 일본은 2015년 신오렌지 플랜을 시작으로 현재 의료진이나 요양 보호사 또는 간병인뿐만 아니라 전 국민을 대상으로 치매 교육을 시행하고 있다고 합니다. 그 결과 현재 700만 명 이상이 치매 환자를 위해 자원봉사자로 활동하고 있습니다.

치매 교육을 하는 것은 국민에게 치매에 대한 정확한 정보를 알려서 치매를 잘 이해할 수 있도록 하기 위함인데, 그 교육을 통해 치매에 대한 인식 개선이 저절로 이루어진답니다. 다시 말해 수명이 늘어날수록 뇌에 질환이 생길 확률도 커지니까 그 누구도 치매를 피해갈 수 없다고 인식한답니다. 그래서 치매 교육을 받게 되면 자신이 치매임을 받아들이는 것이 좀 더 쉬워진다고 합니다.

우리나라에도 비슷한 교육이 있습니다. 바로 '치매 파트너 교육'과 '치매 파트너 플러스 교육'입니다.

먼저 치매 파트너 교육은 치매에 대한 이해를 바탕으로 일상에서 치매 환자와 그 가족을 배려할 수 있도록 하는 교육입니다. 초등학생 이상이면 누구나 중앙치매센터 홈페이지에 들어가서 온라인으로 교육을 받을 수 있습니다.

치매 파트너가 하는 활동으로는 일상에서 만나는 치매 환자에게 먼저 다가가서 배려하기, 주변에 치매 환자와 가족이 있다면 꾸준히 연락하고 안부를 묻는 일입니다. 마지막으로 배운 정보를 주변에 알리는 일입니다. 어떤가요? 유용하면서도 어렵지 않지요?

중앙치매센터에 따르면 전국적으로 치매 파트너 교육을 받은 인원은 2022년 8월까지 135만 명을 넘어섰다고 합니다. 그중 치매 파트너 플러스 교육은 치매 파트너가 치매 파트너 플러스 교육을 받고 치매 환자와 가족을 위해 더욱 적극적으로 봉사하고 싶은 사람들을 대상으로 하는 교육입니다. 방법은 치매 파트너 홈페이지에서 치매 파트너 플러스 교육을 받거나 아니면 중앙광역치매센터나 치매안심센터의 봉사활동 프로그램 중에서 4시간 이상 치매 관련 봉사활동을 하면 됩니다.

치매 파트너 플러스들이 하는 활동으로는 치매 환자와 가족을 위한 자원봉사가 있고, 치매 극복 캠페인에 참여하기 등이 있습니다. 되도록 많은 이들이 이런 교육에 참여하여 꾸준히 활동할 수 있도록 많이 홍보해서 널리 알리면 좋겠습니다.

- 나가는 글 -

생각만 바꿔도 충분히 나아질 수 있다

이 책을 세상에 내놓기까지 저에게 두 가지 동기가 있었습니다.

첫 번째 동기는 평론가 황현산 선생님의 《밤이 선생이다》라는 책에 나오는 "~당신의 사정을 이해하기 위해 나의 '사소한' 사정을 말한다"라는 문장입니다. 이 문장처럼 저는 치매를 다른 사람에게 이해시키기 위해 이야기해야만 한다는 사실을 깨달았습니다. 치매 상식을 바탕으로 치매 환자와 그 가족을 이해하게 됨으로써 우리 사회가 치매에 대한 편견에서 벗어나는 계기가 되었으면 하는 마음입니다.

두 번째 동기는 치매 환자 가족들을 위한 캠프에서 진행된 나눔의 시간이었습니다. 그 시간에 몇 가지 질문이 있었고 그중 하나가 "치매 가족을 돌보면서 가장 보람 있었던 기억은?"이었습니다. 그런데 너무 놀랍게도 그곳에 참여한 30여 명이 서로 비슷한 답을 했습니다.

이를테면 치매인 엄마가 다른 사람들은 못 알아보는데, 엄마를 돌보는 자신은 알아보시며 "큰딸, 고맙다"라고 했다는 것입니다. 또는 돌보는 자신을 향해 살짝 웃을 때, 행복해하는 모습을 볼 때면 아무리 힘들어도 다시금 힘이 솟는다고 했습니다.

어느 70대 후반의 여자 어르신은 결혼하고 남편으로부터 '사랑한다'라는 말을 한 번도 들어보지 못했답니다. 그런데 치매 중기인 남편이 어느 날, 자신을 사랑하냐고 묻더랍니다. 그래서 "당신은?" 하고 되물었더니 남편이 하는 말이 "나는 당신을 사랑해"였다며 눈물을 글썽이셨습니다.

이렇게 한 사람에게라도 도움이 되고 그래서 인정을 받으면 우리는 삶의 의미를 충만히 느낄 수 있기에 기뻐합니다. 일반적으로 행복의 두 요소를 쾌락(즐거움)과 의미라고 하지요. 치매 환자를 돌보는 일이 즐겁지 않을 수 있지만, 돌보는 이에게 의미를 주는 일임은 틀림없습니다.

저도 그렇습니다. 나아가 치매에 관한 책을 쓰는 일은 엄마를 돌보는 일 만큼이나 저에게 커다란 의미입니다. 그래서 감사의 글을 쓰는 이 시간이 행복합니다.

이 책은 엄마의 치매로부터 시작되었으니 엄마가 저에게 주신 선물이나 다름없습니다. 선물을 받았으니 저도 앞으로는 치매 환자와 그 가족 그리고 주변에서 이들을 돕기 원하는 사람들을 도우며 살아가길 원합니다.

이 책이 나오기까지 감사한 분들이 참 많습니다. 치매는 전쟁처럼 싸우거나 관리해야 할 대상이 아닌 '동행'하는 일임을 늘 강조하시는 고려대학교 안암병원 박건우 교수님의 귀한 추천사, 고맙습니다. 또 치매 환자와 그 가족들, 우리 사회의 치매 인식 변화를 위해 열정적으로 애쓰시는 강동구 치매안심센터의 홍종석 선임 사회복지사님, 원고를 꼼꼼히 읽고 좋은 피드백을 주셔서 고맙습니다.

그리고 원고가 출판사로 넘어간 순간부터 이 책이 나오기까지 참신하고도 진중한 태도로 애써 준 박지혜 팀장님의 노고를 언급하지 않을 수 없습니다.

끝으로 빈자리를 메우며 묵묵히 버텨온 가족들에게도 감사드립니다.

예방부터 돌봄까지 100세 시대 치매 수업
치매 때문에 불안하지 않으면 좋겠습니다

© 강현숙 2024

인쇄일 2024년 1월 17일
발행일 2024년 1월 24일

지은이 강현숙
펴낸이 유경민 노종한
책임편집 박지혜
기획편집 유노라이프 박지혜 구혜진 **유노북스** 이현정 함초원 조혜진 **유노책주** 김세민 이지유
기획마케팅 1팀 우현권 이상운 **2팀** 정세림 유현재 정혜유 김승혜
디자인 남다희 홍진기 허정수
기획관리 차은영
펴낸곳 유노콘텐츠그룹 주식회사
법인등록번호 110111-8138128
주소 서울시 마포구 월드컵로20길 5, 4층
전화 02-323-7763 **팩스** 02-323-7764 **이메일** info@uknowbooks.com

ISBN 979-11-91104-85-1 (13510)

- — 책값은 책 뒤표지에 있습니다.
- — 잘못된 책은 구입한 곳에서 환불 또는 교환하실 수 있습니다.
- — 유노북스, 유노라이프, 유노책주는 유노콘텐츠그룹 주식회사의 출판 브랜드입니다.